レジデントノート

contents

2023 Vol.25-No.7 8

特集

栄養療法 ひとまずこれだけ！

栄養剤・食形態、投与方法の選択、患者背景別の注意点など 最低限おさえておきたい知識を集めました

編集／松本朋弘（練馬光が丘）

JN066222

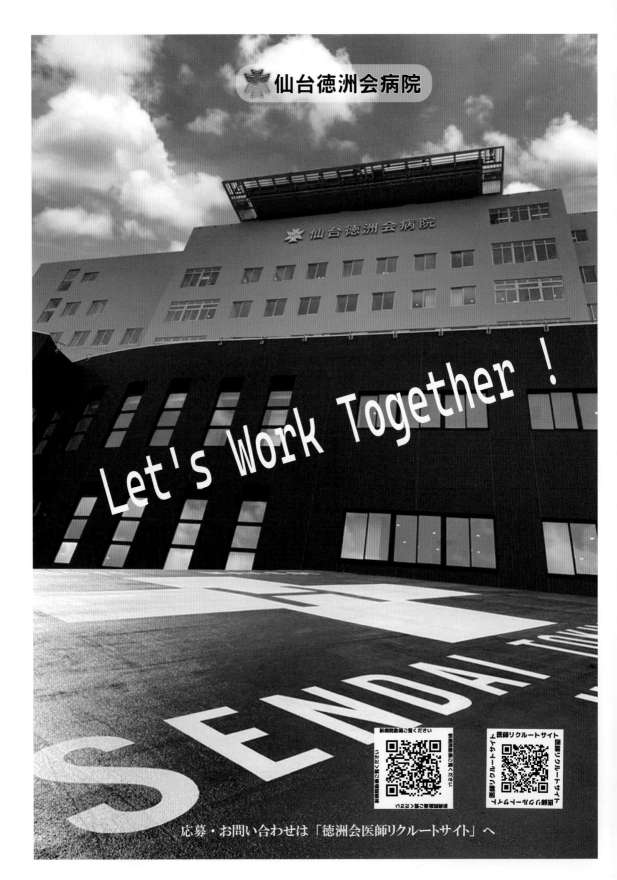

仙台徳洲会病院

Let's Work Together !

応募・お問い合わせは「徳洲会医師リクルートサイト」へ

連 載

レジデントノート

contents

2023 **8**

Vol.25-No.7

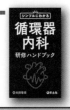

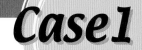

実践！画像診断 Q&A - このサインを見落とすな

Case1

後頸部痛と嚥下時痛を訴える30歳代女性

（出題・解説）山内哲司

WEBで読める！

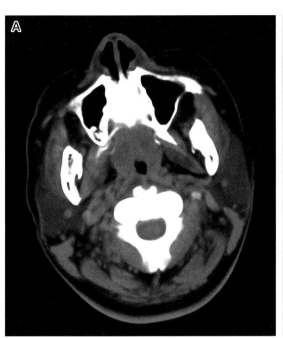

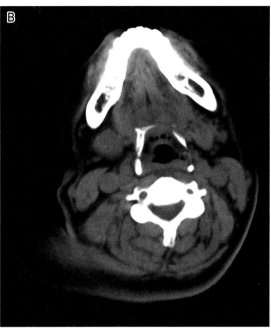

図1　頸部単純CT（軟部条件）横断像
A）C2レベル，B）C3〜4レベル.

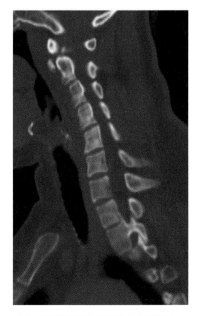

図2　頸部単純CT（骨条件）矢状断像

病歴	**病歴**：前日から後頸部痛が認められ，増悪傾向．本日になり強い嚥下時痛も伴ってきたため救急受診. **既往歴**：特になし. **身体所見**：意識清明．後頸部に強い自発痛あり，動かすと増悪する.

問題	**Q1：単純CT（図1，2）の画像所見は？** **Q2：診断は？** 本症例はweb上での連続画像の参照を推奨します.

Satoshi Yamauchi
（奈良県立医科大学　放射線診断・IVR学講座，教育開発センター）

web上にて本症例の横断像の
全スライスが閲覧可能です.

Answer
1157

解答

石灰沈着性頸長筋腱炎
（calcific retropharyngeal tendinitis）

A1：椎前部（椎前間隙）に低吸収を示す液体貯留を認め（図1B ⬭），近傍に石灰化濃度を認める（図1A，2 ▶）．
A2：石灰沈着性頸長筋腱炎．

解説　　石灰沈着性頸長筋腱炎は，頸椎椎体の前方にある頸長筋腱にハイドロキシアパタイトが沈着し，炎症をきたす疾患である．現在まで原因は不明であるが，腱の変性などが関連しているものと考えられている．頻度に男女差はなく，20〜50歳代に多く発症する．症状は本症例のように急性の頸部痛，嚥下時痛，それに伴った可動域制限が認められることが多い．発熱を認めることもある．治療は保存的に行われることが一般的で，NSAIDsや局所の安静によって改善が見込まれる．

　画像診断では，① 石灰化の検出と ② 椎前部の浮腫（間質液体貯留）が特徴的な所見であり，頸部単純X線写真は①，CTは①および②，MRIは②の検出に特に有用である．いずれの画像検査でも椎前部の軟部組織の腫脹は確認され，本症例のようにCTを用いると，低吸収域（液体貯留や浮腫を反映）や石灰化が明瞭に描出される．矢状断像を作成すると，より診断がしやすくなるため，研修施設にもよるが可能であればぜひ利用してほしい．

　本疾患は対症療法のみで治癒する良性疾患ではあるが，激しい後頸部痛や嚥下時痛をきたす疾患としては椎骨動脈解離や咽後膿瘍，化膿性椎体・椎間板炎，転移性頸椎腫瘍なども考えられ，臨床現場ではこれらとの鑑別が重要になる．また頻度の高い良性疾患として偽痛風（crowned dens症候群）もあがる．頸部のCT画像は見慣れていない読者も多いかもしれないが，本疾患の画像所見はかなり特徴的であり，知っていれば診断は比較的容易である．

　致死的な疾患，重篤な疾患の診断や治療に重きを置く研修姿勢は正しいし，そのような疾患は初期研修医向けの書籍などでも多く取り上げられる．ただ当然ながら，その鑑別になりうる疾患も同時に重要である．そうしないと的確にマネジメントできない．誌幅の関係から，今回鑑別にあげた疾患の画像所見についてここでは触れないが，ぜひとも同時に勉強していただきたい．

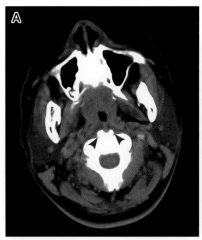
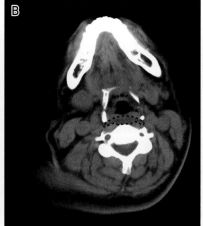
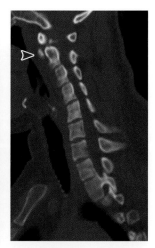

図1　頸部単純CT（軟部条件）横断像
A）C2前方に石灰化濃度が確認される（▶）．
B）C3〜4レベルでは椎前部（椎前間隙）に限局的な浮腫または液体貯留を反映した低吸収域が認められる（⬭）．

**図2　頸部単純CT（骨条件）
矢状断像**
C2前方に石灰化濃度が確認される（▶）．

Case2

[胸部編]

WEBで読める!

▶ 2週間持続する乾性咳嗽を主訴に来院した30歳代女性

（出題・解説）**徐 クララ，西村直樹**

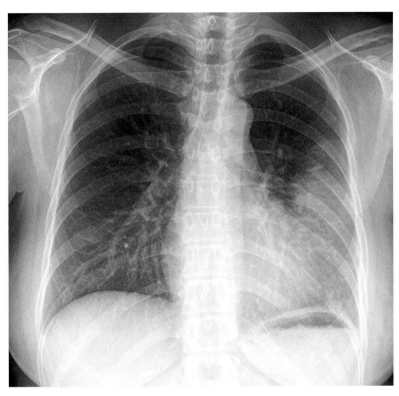

図1 来院時胸部単純X線写真

<table>
<tr><td rowspan="7">病歴</td><td>

症例：30歳代女性．**既往歴**：来院9カ月前に左乳がんに対して乳房温存術が施行された．来院7カ月前から術後放射線療法が開始され，接線照射で50 Gy，boost照射で10 Gy，また術後化学療法としてAC療法（ドキソルビシン，シクロホスファミド併用療法）を4サイクル受けた．

現病歴：来院2週間前から乾性咳嗽を自覚していた．発熱・喀痰・呼吸困難・胸痛などはなかった．精査の単純X線写真で異常を認めたため，乳腺外科から呼吸器内科に紹介となった．

身体所見：身長160 cm，体重60 kg．意識清明，体温36.9℃，血圧108/64 mmHg，脈拍77回/分・整，SpO2 98 %（室内気）．心雑音なし．左側胸部聴診でcoarse cracklesを聴取．腹部平坦，圧痛なし．顔面・四肢の皮疹なし．両側下腿浮腫なし．

内服薬：デキストロメトルファン，コデインリン酸塩．**生活歴**：喫煙歴なし，飲酒歴なし．アレルギー歴なし．半年以内のワクチン接種歴なし．**家族歴**：特記事項はない．

血液検査：WBC 6,400/μL（好中球72.3 %，リンパ球14.3 %，好酸球4.8 %），Hb 12.1 g/dL，Plt 30.4万/μL，Alb 3.7 g/dL，AST 15 IU/L，ALT 17 IU/L，LDH 173 IU/L，CRP 2.25 mg/dL，KL-6 148 U/mL，SP-D 28.9 U/mL．
</td></tr>
</table>

<table>
<tr><td rowspan="2">問題</td><td>**Q1**：胸部単純X線写真（図1）の所見は？</td></tr>
<tr><td>**Q2**：鑑別として何を考え，どのような対応や検査を行うか？</td></tr>
</table>

Clara So，Naoki Nishimura（聖路加国際病院 呼吸器センター 呼吸器内科）

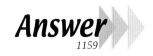

Answer

ある1年目の 研修医の診断	**乳房温存療法後の器質化肺炎**
左中下肺野に浸潤影があります。肺炎でしょうか。	**解答** **A1**：胸部単純X線写真では，左胸膜側中下肺野にすりガラス影，浸潤影を認める（図1○）．心陰影左4弓でシルエットサイン陽性であり，舌区の病変が疑われる（図1▶）．明らかな胸水貯留は認めない． **A2**：まずは急性肺炎を考える陰影であるが，発熱・喀痰・呼吸困難・胸痛などの呼吸器症状がないことと，左乳がんで外科療法・放射線療法を受けていることから，放射線肺臓炎か放射線照射後の器質化肺炎を考える．CTで陰影が照射野に一致するかどうかを確認し，必要に応じ感染症の除外と診断目的に気管支鏡検査を施行し肺組織を確認する．

解説　左乳房温存療法後の器質化肺炎の症例である．左胸膜側中下肺野にすりガラス影，浸潤影を認め（図1○），心陰影左4弓でシルエットサイン陽性であるが（図1▶），下行大動脈や左横隔膜ではシルエットサイン陰性である（図1→）．以上からは舌区を中心とした広範囲の陰影が示唆される．左乳房部分切除＋術後放射線治療後であり，発熱・喀痰・呼吸困難・胸痛などの呼吸器症状がないことから放射線肺臓炎か放射線照射後の器質化肺炎を考える．両者の鑑別のためには陰影が照射野に一致するかどうかが重要である．胸部CTで照射野外にも陰影を認める場合には器質化肺炎の可能性が高まり，感染症の除外と診断目的に気管支鏡検査の施行と全身ステロイド治療を念頭におくべきである．

CTにて，左胸壁に接する形で舌区S4，5に一致するようなコンソリデーションを広範囲に認めた（図2）．内部にair bronchogramがあり，胸水貯留はなかった．明らかなリンパ節の腫大は認められなかった．放射線肺臓炎は放射線照射開始から3カ月後が好発時期であるが，本症例は放射線照射開始後7カ月経っていた．また，CTにて陰影が照射野に一致しないことを確認した（図2，3）．放射線照射後の器質化肺炎の可能性を第一に考えて経気管支肺生検を施行し，器質化肺炎の病理像が得られた．以上から左乳房温存療法後の器質化肺炎と診断した．気管支鏡終了後より副腎皮質ステロイドの内服を開始し漸減終了した．ステロイド終了後も再燃はみられなかった．

乳房温存療法後に乳房内再発の抑制のため，通常，全乳房に対して1回2Gy，総量50〜60Gyの接線照射が行われる．照射部位におけるグレード2以上の放射線肺臓炎の頻度は1％程度で稀とされている[1]．また，照射後1年以内（多くは4〜5カ月後）に，2週間以上持続する乾性咳嗽などの症状を示す器質化肺炎が約2％に発生することが知られている[1]．乳房温存療法後の器質化肺炎のCT所見は，前胸壁直下の照射野と連続した照射野内外の肺野，あるいは照射野とは離れた背側肺末梢優位のコンソリデーションやすりガラス影である．放射線肺臓炎との鑑別点は，照射野に一致しない点，治療後線維化を残さない点である[2]．ステロイドが著効し予後は良好とされるが，特発性器質化肺炎と比べて漸減する途中での再発が多いとされている[2]．

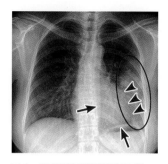

図1　来院時胸部単純X線写真
左胸膜側中下肺野にすりガラス影，浸潤影を認める（○）．心陰影左4弓でシルエットサイン陽性であるが（▶），下行大動脈や左横隔膜ではシルエットサイン陰性である（→）．

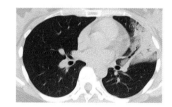

図2　胸部CT
左胸壁に接する形で舌区S4，5に一致するようなコンソリデーションを広範囲に認める．

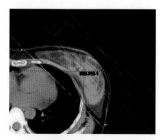

図3　放射線の照射範囲（接線照射）

引用文献
1）　Lingos TI, et al：Radiation pneumonitis in breast cancer patients treated with conservative surgery and radiation therapy. Int J Radiat Oncol Biol Phys, 21：355-360, 1991（PMID：2061112）
2）　「胸部のCT 第4版」（村田喜代史，他/編），メディカル・サイエンス・インターナショナル，2018

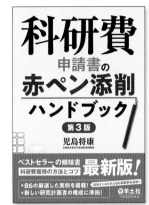
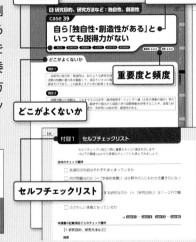

都立病院総合診療プログラムの魅力

❶ 圧倒的な教育環境を実現

- 経験豊富で熱意ある指導医が多施設で協力して指導・メンタリング
- 年間100以上の豊富なレクチャー・WS（海外からも著名講師を招致）
- ポータブル超音波活用，災害対応，英語診療なども習得
- 『UpToDate』『メディカルオンライン』に加え 総合診療医に人気ナンバーワン教育コンテンツ『医書.jp』の閲覧が可能
- 1人1人へ支給される研究研修費を用いて，学会参加等が可能

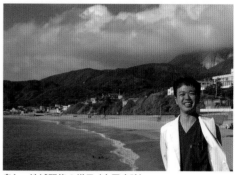

島しょ地域研修の様子（広尾病院）

❷ 首都東京の資源をフル活用 （島・山・都市・海外）

- 広尾病院，駒込病院，多摩総合医療センターほか，都立病院を中心に島しょ地域や山間部で研修が可能
- 島根，沖縄などの離島教育に慣れた地域やハワイ，ミシガンなどの米国での連携研修も可能に！

❸ 都立総診は一人ひとりの"選択"を尊重し，全力でサポートします

『病院における総合診療医』『内科専門医×総合診療医』『救急専門医×総合診療』
『家庭医（かかりつけ医）』『開業したい』『病院と在宅の懸け橋となりたい』
『診療をしながら，病院をよくするために研究をしたい』

ここ都立病院で自らの可能性を一緒に見出していきませんか？

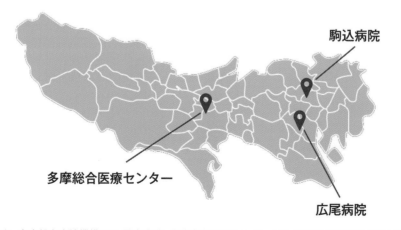

※このほか，東京都立病院機構では 墨東病院，多摩北部医療センターにも 総合診療医プログラムを設置しています．

▶ 広尾病院

離島で活躍できる総合力
救急・災害医療に強い教育拠点

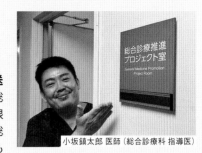

小坂鎮太郎 医師（総合診療科 指導医）

島しょ基幹病院として，年間200件を超える**航空機による救急搬送受入**など，都心の病院とは思えないような症例の経験を積めます. 総合診療プログラムの必修科目にとどまらず，産婦人科・整形外科・眼科・耳鼻咽喉科・皮膚科などの研修を通じ，診療科にとらわれない総合診療医をめざします. 学びを支える**レクチャーやワークショップ**も豊富で，**海外研修のチャンス**も準備しており，総合診療をきわめるうえで最も整備された教育環境といえます. 経験豊富な指導医のもと，のびのびと総合診療の実践を堪能でき，その先には，地域と病院で活躍できる病院総合医はもちろんのこと，**へき地医療や国際貢献**などで活躍できる医師像・キャリアパスが待っています.

▶ 駒込病院

がん・感染症の専門病院で
緩和ケアと腫瘍診療に強い総合診療医になる

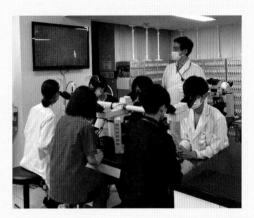

不明熱や原発不明がんの疑いがある患者を評価し，適切な専門科へ紹介し迅速で的確な治療につなげますが，その過程で知識を深めることができます. またがん治療の副作用や説明不可能な事象に対して介入を行うこともあります. 複数の慢性疾患を抱える高齢患者には，医療と生活支援の両面からサポートしています. 患者の多様なニーズに応えるべく，他施設や地域研修も選択できます. 私たちと一緒に，**がん診療を得意とする総合診療医**をめざしませんか.

▶ 多摩総合医療センター

ジェネラリストが安心して育つ組織

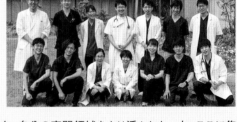

・家庭医療・病院総合医療・救急医療へのコミット
・多様性の許容，個々の価値観の尊重
・感じのいいチームプレイヤーの育成

これは，2018年に救急・総合診療科が立ち上がったときに設定されたポリシーです.

救急が得意な人，プライマリ・ケア志向の人，内科が好きな人，自分の専門領域をより活かしたい人. ここに集う仲間は，ジェネラリストへの志は同じでも，医師としてめざすところはさまざまです. 多摩総診には総合診療科，総合内科を志向した若い医師が多く集い，互いに学び合う環境が育まれています. ご関心のある方は，ぜひ一度見学にお越しいただければ幸いです.

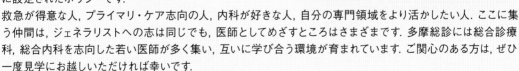

地方独立行政法人
東京都立病院機構
Tokyo Metropolitan Hospital Organization

・東京都立 広尾病院　　　　　　　 TEL：03-3444-1181
・東京都立 駒込病院　　　　　　　 TEL：03-3823-2101
・東京都立 多摩総合医療センター　 TEL：042-323-5111

詳しくは下記HPをご覧ください
https://www.tmhp.jp/toritsu-soushin/

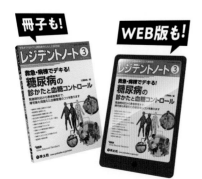
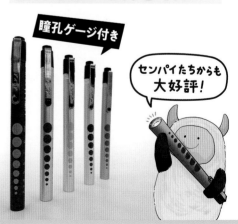

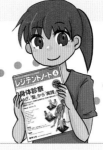

発行 **⑨羊土社**

定期購読プラン

■ 通常号(月刊12冊)
定価 **30,360円**(本体 27,600円+税10%)

■ 通常号(月刊12冊) ＋ 増刊(年6冊)
定価 **61,380円**(本体 55,800円+税10%)

※海外からのご購読は送料実費となります　※価格は改定される場合があります　※レジデントノート定期購読WEB版プランは販売を終了いたしました

新刊・近刊のご案内

月刊　"実践ですぐに使える"と大好評！

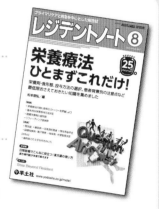

9月号
(Vol.25-No.9)
心エコー　もっと使おう、FoCUS！(仮題)
編集／山田博胤, 和田靖明

10月号
(Vol.25-No.10)
救急・ERで確実に対処する
外傷初期診療(仮題)
編集／吉村有矢

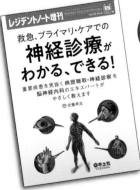

増刊　1つのテーマをより広く, より深く, もちろんわかりやすく！

Vol.25-No.8
(2023年8月発行)
救急、プライマリ・ケアでの神経診療が
わかる、できる！
→p.1166もご覧ください！
編集／安藤孝志

Vol.25-No.11
(2023年10月発行)
もう迷わない！ ICU研修の地図(仮題)
編集／佐藤暢夫, 野村岳志

以下続刊…

随時受付！
右記からお申込み
いただけます

● お近くの書店で ➡ レジデントノート取扱書店(小社ホームページをご覧ください)
● ホームページから ➡ www.yodosha.co.jp/rnote/
● 小社へ直接お申込み ➡ TEL 03-5282-1211(営業)　FAX 03-5282-1212

レジデントノート　特集
Vol.25-No.7

栄養療法 ひとまずこれだけ！

栄養剤・食形態、投与方法の選択、患者背景別の注意点など
最低限おさえておきたい知識を集めました

特集にあたって
親愛なる研修医の皆さんへ

松本朋弘

1 特集のねらい

　われわれの，医師としての毎日の任務は複雑で多忙なものです．病棟管理から診断，抗菌薬の選択，利尿薬の調整と，1日がはじまると多くの課題に直面します．そのなかで，栄養療法を考えるのはアセスメントの最後の方だと感じるかもしれません．しかし，患者さん本人のためになる行為の1つとして，栄養療法も抗菌薬選択などと同じく重要な位置を占めています．

　病棟での管理に携わる研修医の皆さんは，栄養製剤の種類の豊富さや基礎疾患ごとの考え方の違い，カロリー計算といった栄養療法の複雑さに戸惑いを感じていることでしょう．それらすべてを完璧に把握することは難しいかもしれませんが，重要なポイントを押さえ，他科・他職種と協働すれば，栄養療法の問題も乗り越えることができます．

　この特集では，"初期研修医が栄養療法について学ぶ場合，最低限ここを押さえておくべき"という視点から情報を提供します．

2 特集の流れ

　本特集では，まず「栄養療法の前に患者のストーリーを把握しよう」（p.1170〜）というテーマからはじまります．続いて，「基本的な栄養投与方法決定についてのギモン」（p.1176〜）と「経腸栄養剤と食形態のギモン」（p.1185〜）について答えます．さらに，「リフィーディング症候群のギモン」（p.1195〜）について詳述します．

　その後，特定の疾患状況下での栄養管理について深堀りします．例えば，「敗血症で低栄養がある場合のギモン」（p.1203〜）や「糖尿病で低栄養がある場合のギモン」（p.1210〜），「血液透析患者の栄養療法のギモン」（p.1218〜），「慢性呼吸不全（COPD・心不全）患者における栄養療法のギモン」（p.1225〜）などです．また，「誤嚥性肺炎・嚥下障害がある患

者の栄養療法の開始と継続のギモン」（p.1232〜）についても詳しく解説します.

　最後に,「終末期の栄養療法と代理意思決定のギモン」（p.1239〜）について触れます. ここでは, われわれが患者さんとその家族と一緒に, 終末期の栄養療法について考える際の重要なポイントを提供します.

　さらに, 特別なコラムとして,「口を支える歯科医との上手な付き合い方」（p.1245〜）を掲載しています. このような幅広い視点から栄養療法を考えることで, より多面的なケアを実践する一助になればと考えています.

　本特集が, 皆さんの忙しい日々のなかで, 患者さんの栄養状態を適切に評価し, 必要な栄養療法を選択し, 適切に施行するためのガイドとなることを願っています. 患者さん本人のためになる行為の1つとして, 栄養療法の重要性を再認識し, 本特集を活用いただければ幸いです.

Profile

松本朋弘（Tomohiro Matsumoto）

練馬光が丘病院 総合救急診療科 総合診療部門
練馬区というフィールドで病院総合診療医と訪問診療医として働いています. Patient Journeyを守れる医療者を育てていきたいです. 現在ケアマネージャーの実務研修中です. 練馬区をより広く深く診ていきたいと思っています. YouTubeチャンネル「総合診療ブラザーズ」にて活動報告や, 情報発信も続けています（https://www.youtube.com/@GIMbrothers）. ぜひチャンネル登録してみてください.

【総論】

栄養療法の前に患者の ストーリーを把握しよう

松本朋弘

はじめに

　栄養療法は，すべての患者さんに考慮するものです．しかし栄養療法を行っているとついつい，カロリーやタンパク量の計算ばかりに目が向いてしまい，いつのまにか数字合わせに終始してしまうことがあります．栄養療法の本当の目的は何でしょうか．栄養療法を通して，患者さんの「その人らしく生きること」を支えているでしょうか？ ついつい患者さん不在の"健康"中心の医療だけを提供していないでしょうか？

　もちろんわれわれ医療者が「患者中心の医療」を提供したいと思ったとしても，その手段はさまざまです．今回はわずかですが「患者中心の医療」，「患者中心の栄養療法」をよりよく実現するために有効な，ペイシェント・エクスペリエンスとペイシェント・ジャーニーという考え方を紹介するのでぜひ活用してください．

　現在，医療の質の指標としては，おおまかに6つの基本的なケア要素をあげられており，① 安全性，② 有効性，③ 効率性，④ 公平性，⑤ 適時性，および ⑥ 患者中心性が含まれています[1]．患者のニーズと価値観を重視し，患者自身が医療プロセスに積極的に関与することを促すアプローチが重要視されています．

1 ペイシェント・エクスペリエンス (PX)

　ペイシェント・エクスペリエンス（patient experience：患者経験価値，PX）は，医療の質を考えるうえで重要な構成要素として世界的に認知されてきました[2]．医療の質のなかの「患者中心性」を評価しています．PXの定義は，「患者が医療サービスを受ける過程で経験するすべての事象」とされます．患者さんが医療者や医療機関とのかかわりを通じて感じる，感情，知識，態度，コミュニケーションなどの要素を包括的に考慮した概念です．例えば，外来では診察の予約から受診の受付，待ち時間，診察，検査，病状説明，院内の

移動，会計までの一連の流れを，入院では加えて食事や就寝，退院後の対応，ケア移行などの各プロセスを患者さんや患者家族が評価します.

　従来は，患者中心性の質指標として，本邦では患者満足度（patient satisfaction：PS）がよく用いられていました. PSは病院側が提供したサービスに対して満足しているかという印象の評価でしたが，PXは患者さんが医療サービスを経験する具体的な事象が対象になっています. 医療がどのように提供されたかというプロセスを評価するため，具体的な課題抽出が可能であり，サービスの質改善に有用です. またPXが患者行動（アドヒアランスやセルフマネジメント）などにも影響を及ぼすことが知られています[3].

2 ペイシェント・ジャーニー

　ペイシェント・ジャーニー（patient journey）は，患者さんがケアプロセスで辿る一連の道のりであり，縦断的なPXといえます. ペイシェント・ジャーニーは，患者視点を明確化する方法論であり，患者視点でリフレーミング（枠組みを変えて眺める）することで，普段は見えにくかった患者さん/患者家族の行動や感情を俯瞰的に可視化します. 患者視点の課題を抽出し改善行動を起こすことで，患者中心の医療を提供することにつながります. そしてよりよいPXを提供することができれば，おのずと患者さんの病状・疾患理解や治療へ参加する気持ちが高まります.

　PXに大きく影響する**プロセスを同定し，改善策を検討する手法として，ペイシェント・ジャーニー・マッピング**（patient journey mapping）があります. 対象となる仮想患者像（ペルソナ）を設定し，患者さんの視点でケアプロセスを辿る作業を行い課題を抽出します. マッピングの際にはより多くの（できればすべての）職種がかかわるのが重要です. マッピングの実際の方法論は文献4などでも紹介されていますが，日本ペイシェント・エクスペリエンス研究会（PX研究会）のHPを参照ください[5].

3 ペイシェント・ジャーニーと栄養療法

　そもそも人生において栄養療法は，出生時からはじまっています. 近年では幼少期，学童期からの栄養障害の問題も取り沙汰され，食育として広く認知されています[6]. 食育の目的も健康寿命の延伸を目標としたものが根拠となっており，メタボリックシンドロームなどの予防の観点が多く取り入れられています. ペイシェント・ジャーニーのなかで直接的な栄養障害のはじまりは，成人時代の過栄養，特に肥満，高血圧，脂質異常症，耐糖能異常などのメタボリックシンドロームです. メタボリックシンドロームは心血管イベントを増加させることから，その管理の重要性が注目されています. 一方，加齢とともに低栄養，低体重の問題が浮上します（図1）. 特に肥満，高血圧，脂質異常症，糖尿病などを併せもった高齢患者は，厳格なエネルギー制限を継続することよりも，低栄養に対する介入が重要になってきます. 何のための栄養療法かを今一度考えながら，徐々にエネルギー制

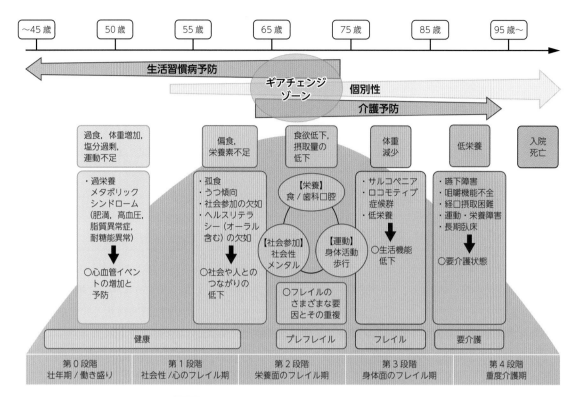

図1 ペイシェント・ジャーニーと栄養療法

文献7, 8を参考に作成.

限から低栄養対策へとギアチェンジしていく意識が重要です.

　また高齢者にとって,食べることや,それにまつわるイベント(友人,家族との外食など)そのものが生きがいになっていることがあります.患者さんの病気をよりよくコントロールすることよりも,生きがいが優先されるシチュエーションもあることを把握する必要があります.生きがいを代表とする個別性を患者さんごとに把握し,患者さんとともに悩み選択していくことが,患者中心の栄養療法ともいえます.

4 高齢者の医科入院と歯科受診

　さて,読者の多くは高齢の入院患者さんと多く接する機会があることと想定します.事実として75歳を境に入院が増えていくことは知られています.一方,栄養療法の根幹の1つである摂食・嚥下に大きく影響を及ぼす歯科の受診率は75歳を境に減少しています(図2).この事実は,高齢者は低栄養のリスクがあるだけでなく,その後も低栄養を進行させる摂食・嚥下障害のリスクへアプローチできる歯科の助けがない状態であることを意味します.

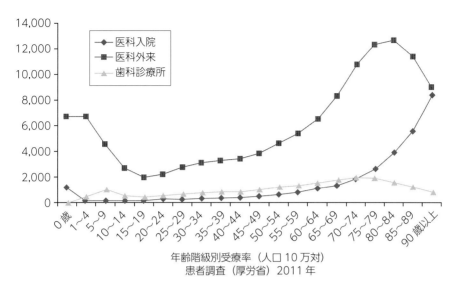

年齢階級別受療率（人口10万対）
患者調査（厚労省）2011年

図2 年齢による医科と歯科の治療機会の変動
文献9より引用.

5 高齢入院患者は低栄養だと疑え

　本邦での高齢者の入院時の低栄養は実に56.8％程度という報告があります[10]．また本邦の大学病院に入院している廃用症候群の高齢者169名を対象にMNA-SF（Mini Nutritional Assessment short form：簡易栄養状態評価表）で栄養評価を行った研究では，リハビリテーション対象者の87.6％に低栄養があることが示されました[11]．つまり高齢者かつリハビリテーション療法が必要な場合は，低栄養である可能性が高く，栄養療法が必要な場合が多いことを認識しておく必要があります．

　入院時の低栄養の合併症としては，感染症[12]，褥瘡[13]，運動能力低下および転倒[14]，死亡率[15]の増加などがあります．

　サルコペニアは低栄養と同様に入院時の罹患率が高いことが知られています．一般病院で56％，リハビリテーション病院で53.6％程度あるとされています[16, 17]．さらに問題とされているのが，医原性のサルコペニアです．つまり入院後の安静・臥床・低活動や絶飲食などで，サルコペニアが増悪している可能性が示唆されています[18]．実際に入院中に新規にサルコペニアが約15％発症するという報告もあります[17]．消化管閉塞などに対する必要な絶飲食や安静指示もありますが，読者をはじめ医療者は，不必要な指示により新規のサルコペニア，低栄養を引き起こしている可能性があることを念頭に，栄養療法を見直す必要があります．

6 栄養療法と患者中心の医療

　急性期医療機関への入院という環境の変化は大きいものですが，患者さんにとって栄養

状態に変化を与えることができる絶好のチャンスともいえます．しかし一方的な栄養指導だけでは行動変容を起こすことは難しいです．入院中は行動変容が可能であっても，それはペイシェント・ジャーニーのなかではほんの一部にしか過ぎず，患者さんや患者家族の主体的な取り組みが重要となってきます．そのために患者自身が栄養療法やケアの計画に参加することが重要であり，参加することによって患者さんの満足度が向上することも知られています[19]．単に参加してもらうだけでなく，患者中心性を意識し，患者さんの考え方，人生の優先事項などを理解し，共通基盤をもち，個人のライフスタイルにあわせた栄養療法をともに考えるべきです．

7 退院後の栄養療法

　急性期病院やリハビリテーション病院退院後に，在宅に戻ったとしてももちろん低栄養の問題はなくなりません．地域在宅療養中の要介護高齢者に対しMNA-SFを使用して栄養評価をすると，低栄養と判定される人の割合は要介護度が上昇するにつれ明らかに増加します（図3）[20]．人は必ず亡くなるものです．実際に低栄養の進行は加齢という生理現象であることもあり，すべての低栄養に介入が必要というわけではありません．しかし患者さん自身がその望まない低栄養により，その人らしさを損なう場合や，配慮することで低栄養が緩和できる場合は，介入も考慮する必要があります．つまりペイシェント・ジャーニーの終点まで，栄養，栄養療法（口から食べることや，代替栄養）について，患者さんや患者家族，関係者と対話し意思決定を行っていく必要があります．

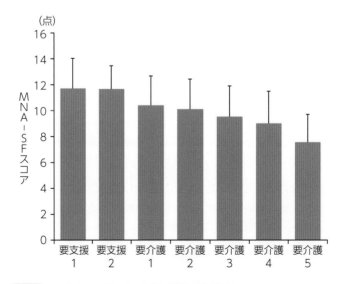

図3 地域在宅療養中の高齢者の要介護度別MNA-SFスコア
Jonckheere-Terpstra trend test：p ＜ 0.001
文献20より引用．

引用文献

1 ）「Crossing the Quality Chasm: A New Health System for the 21st Century」（Institute of Medicine（US）Committee on Quality of Health Care in America, ed）, National Academies Press, 2001

2 ）Anhang Price R, et al：Examining the role of patient experience surveys in measuring health care quality. Med Care Res Rev, 71：522-554, 2014（PMID：25027409）

3 ）Doyle C, et al：A systematic review of evidence on the links between patient experience and clinical safety and effectiveness. BMJ Open, 3：e001570, 2013（PMID：23293244）

4 ）Arias M, et al：Mapping the Patient's Journey in Healthcare through Process Mining. Int J Environ Res Public Health, 17：6586, 2020（PMID：32927669）

5 ）日本ペイシェント・エクスペリエンス研究会（PX研究会）：https://www.pxj.or.jp/

6 ）農林水産省：令和4年度食育推進施策（食育白書）. 2023
https://www.maff.go.jp/j/syokuiku/wpaper/attach/pdf/r4_index-3.pdf

7 ）厚生労働科学研究費補助金長寿科学総合研究事業：虚弱・サルコペニアモデルを踏まえた高齢者食生活支援の枠組みと包括的介護予防プログラムの考案および検証を目的とした調査研究：平成26年度総括・分担研究報告書. 2015

8 ）「リハ栄養からアプローチするサルコペニアバイブル」（若林秀隆，葛谷雅文／編著），pp8-14，日本医事新報社，2018

9 ）厚生労働省：第3回医療介護総合確保促進会議 医科歯科連携および医療と介護の連携における歯科の問題点. 2014
https://www.mhlw.go.jp/file/05-Shingikai-12401000-Hokenkyoku-Soumuka/0000056878.pdf

10）Shimizu A, et al：Accuracy of the Simplified Nutritional Appetite Questionnaire for Malnutrition and Sarcopenia Screening among Older Patients Requiring Rehabilitation. Nutrients, 13：2738, 2021（PMID：34444898）

11）Wakabayashi H & Sashika H：Malnutrition is associated with poor rehabilitation outcome in elderly inpatients with hospital-associated deconditioning a prospective cohort study. J Rehabil Med, 46：277-282, 2014（PMID：24213734）

12）Schaible UE & Kaufmann SH：Malnutrition and infection: complex mechanisms and global impacts. PLoS Med, 4：e115, 2007（PMID：17472433）

13）Banks M, et al：Malnutrition and pressure ulcer risk in adults in Australian health care facilities. Nutrition, 26：896-901, 2010（PMID：20018484）

14）Neyens J, et al：Malnutrition is associated with an increased risk of falls and impaired activity in elderly patients in Dutch residential long-term care（LTC）: a cross-sectional study. Arch Gerontol Geriatr, 56：265-269, 2013（PMID：22939947）

15）Agarwal E, et al：Malnutrition and poor food intake are associated with prolonged hospital stay, frequent readmissions, and greater in-hospital mortality: results from the Nutrition Care Day Survey 2010. Clin Nutr, 32：737-745, 2013（PMID：23260602）

16）Wakabayashi H, et al：Occlusal Support, Dysphagia, Malnutrition, and Activities of Daily Living in Aged Individuals Needing Long-Term Care: A Path Analysis. J Nutr Health Aging, 22：53-58, 2018（PMID：29300422）

17）Yoshimura Y, et al：Prevalence of sarcopenia and its association with activities of daily living and dysphagia in convalescent rehabilitation ward inpatients. Clin Nutr, 37：2022-2028, 2018（PMID：28987469）

18）Nagano A, et al：Rehabilitation Nutrition for Iatrogenic Sarcopenia and Sarcopenic Dysphagia. J Nutr Health Aging, 23：256-265, 2019（PMID：30820514）

19）Dwamena F, et al：Interventions for providers to promote a patient-centred approach in clinical consultations. Cochrane Database Syst Rev, 12：CD003267, 2012（PMID：23235595）

20）榎 裕美，他：在宅療養要介護高齢者における栄養障害の要因分析 the KANAGAWA-AICHI Disabled Elderly Cohort（KAIDEC）Studyより. 日本老年医学会雑誌，51：547-553, 2014

Profile

松本朋弘（Tomohiro Matsumoto）

練馬光が丘病院 総合救急診療科 総合診療部門
詳細はp.1169参照.

【総論】
基本的な栄養投与方法決定についてのギモン

折原史奈，松本朋弘

はじめに

　生きていく基本は食べることです．感染症・脳梗塞・腸閉塞…どんな疾患で入院しようとも栄養療法が必要であることは全患者さんに共通であり，全医師が共通して押さえるべきポイントでしょう．栄養療法は患者さんの状態をよくすることもありますが，悪くすることはもっと簡単です．まずは本稿で簡単に栄養療法の概要をつかんでいただけたらと思います．以下の症例について一緒に考えてみましょう．

症例

　陳旧性心筋梗塞の既往がある，Alzheimer型認知症の91歳男性．身長163 cm，体重35 kg（BMI 13）．
　認知症による周辺症状と2カ月前からの食事摂取量低下のため前医に入院中であったが，経過中に発熱し精査目的に紹介となった．ルート感染由来のMSSA菌血症・敗血症性ショックの診断となりICUでの蘇生が行われ，ショックを離脱したため一般病床に転棟，栄養療法を開始する予定である．現在は慢性腎臓病を背景とした急性腎障害が遷延しており，またせん妄のため安定した覚醒が得られていない．

MSSA：methicillin-susceptible *Staphylococcus aureus*（メチシリン感性黄色ブドウ球菌）

1　栄養療法の開始

●質問1：栄養投与方法ってどこから始めればいいの？

　患者さんが入院したらまずは栄養状態の評価を行い適切な栄養計画を立てましょう（高齢者で見るからに痩せている場合は特に！）．入院中の栄養療法に気を遣わないと合併症を起こしてしまうこともあり，必ずチェックします．

スクリーニング

↓

低栄養の診断				
現症			病因	
意図しない体重減少	低BMI	筋肉量減少	食事摂取量減少／消化吸収能低下	疾患による負荷／炎症の関与
・＞5％ （6カ月以内） ・＞10％ （6カ月以上）	アジア人の場合 ・＜18.5 （70歳未満） ・＜20 （70歳以上）	・筋肉量減少： 身体組成測定 （DXA，BIA，CT，MRIなどで計測） アジア人の場合 ・筋肉量減少： 人種による補正 （上腕周囲長，下腿周囲長などでも可）	・食事摂取量の減少：必要エネルギー量の50％以下（1週間以上持続） ・食事摂取量の減少（2週間以上持続） ・食物の消化吸収障害（慢性的な消化器症状）	・急性疾患や外傷による炎症 ・慢性疾患による炎症
上記3項目のうち1つ以上に該当			上記2項目のうち1つ以上に該当	

↓

低栄養

↓

重症度判定			
現症	体重減少	低BMI	筋肉量減少
ステージ1：中等度低栄養	・5〜10％（6カ月以内） ・10〜20％（6カ月以内）	・＜20（70歳未満） ・＜22（70歳以上）	・軽度〜中等度減少
ステージ2：重度の低栄養	・＞10％（6カ月以内） ・＞20％（6カ月以内）	・＜18.5（70歳未満） ・＜20（70歳以上）	・重大な減少

基礎となる病因別の4分類			
慢性疾患で炎症を伴う低栄養	急性疾患あるいは外傷による高度の炎症を伴う低栄養	慢性疾患で炎症をほとんどあるいは全く認めない低栄養	炎症はなく飢餓による低栄養（社会経済的や環境要因による食糧不足に起因）

図1 低栄養の診断と重症度評価（GLIM基準）
DXA：dual energy X-ray absorptiometry（二重エネルギーX線吸収法）
BIA：bioelectrical impedance analysis（生体電気インピーダンス法）
文献6より作成.

❶ スクリーニングと栄養状態の評価

スクリーニングには，簡易栄養状態評価表（mini nutritional assessment：MNA®，65歳以上の高齢者が対象[1, 2]）やSubjective Global Assessment[3]（SGA，主観的な評価項目），Malnutrition Universal Screening Tool[4]（MUST，通院患者や一般成人にも対応），Nutrition Risk Screening 2002[5]（NRS 2002，入院患者一般に有用）などのツールを使用しましょう.

MNA®

栄養状態の評価としては，まず ① 現症（意図しない体重減少や低BMI，筋肉量の減少の有無）や ② その病因（食事摂取量減少／消化管吸収低下を示唆する病歴や背景疾患による負荷，炎症の関与の有無）から低栄養かどうかの診断を行います（図1）. 次に低栄養の

重症度判定を行いましょう．診断に用いた項目（体重減少／低BMI／筋肉量減少）の程度から，中等度または重度の低栄養に分類します．低栄養を把握し，リフィーディング症候群などの合併症を防ぐべく栄養療法の計画に注意を払う必要があります．

❷ 初期栄養療法の立案（図2）

計画のはじめに，必要エネルギー量・タンパク・脂質・水分の目標をざっくり計算して目標を立てておきましょう．

① 必要エネルギー量

必要エネルギー量（kcal/日）は「基礎エネルギー消費量（basal energy expenditure：BBE）×活動係数（activity factor：AF）×ストレス係数（stress factor：SF）」で算出され，さらに基礎エネルギー消費量はHarris-Benedictの式〔男性：66.47 + 13.75×体重（kg）+ 5.0×身長（cm）− 6.76×年齢，女性：655.1 + 9.56×体重（kg）+ 1.85×身長（cm）− 4.68×年齢〕で算出されます．でも当直中にこれをいちいち計算するのは正直面倒くさいですよね．そこで

「必要エネルギー量（kcal/日）= 25 kcal × AF × SF ×現体重（kg）」

という簡易式をお伝えします．それでも時間がないとき（入院時など）は30 kcal/kg/日

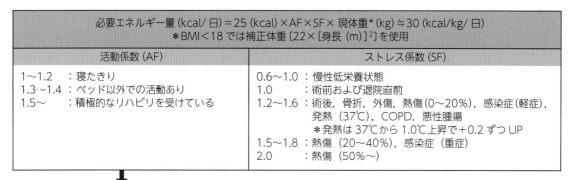

必要エネルギー量 (kcal/ 日) = 25 (kcal) ×AF×SF× 現体重* (kg) ≒30 (kcal/kg/ 日) ＊BMI＜18 では補正体重〔22×［身長 (m)］²〕を使用	
活動係数 (AF)	**ストレス係数 (SF)**
1～1.2 ：寝たきり 1.3～1.4：ベッド以外での活動あり 1.5～ ：積極的なリハビリを受けている	0.6～1.0：慢性低栄養状態 1.0 ：術前および退院直前 1.2～1.6：術後，骨折，外傷，熱傷（0～20%），感染症（軽症）， 　　　　　発熱（37℃），COPD，悪性腫瘍 　　　　　　＊発熱は 37℃から 1.0℃上昇で＋0.2 ずつ UP 1.5～1.8：熱傷（20～40%），感染症（重症） 2.0 ：熱傷（50%～）

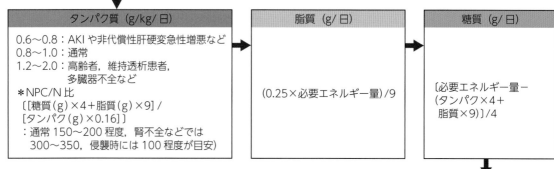

タンパク質 (g/kg/ 日)	脂質 (g/ 日)	糖質 (g/ 日)
0.6～0.8：AKI や非代償性肝硬変急性増悪など 0.8～1.0：通常 1.2～2.0：高齢者，維持透析患者， 　　　　　多臓器不全など ＊NPC/N 比 〔［糖質 (g)×4＋脂質 (g)×9] / ［タンパク (g)×0.16]〕 ：通常 150～200 程度，腎不全などでは 　300～350，侵襲時には 100 程度が目安)	(0.25×必要エネルギー量) /9	〔必要エネルギー量－ （タンパク×4＋ 脂質×9)〕/4

水分
30 mL/kg/ 日程度確保   エネルギーが多少低くなっても水分バランスを優先

図2 初期栄養療法の立案
文献7, 8 より作成．

で計算してしまっても差し支えないでしょう（時間に余裕があるときに計算しなおしてみてください）．ただし，栄養状態の評価で中等度以上の低栄養または10日間以上の絶食期間がある，あるいは電解質異常（Mg／Ca／P：筆者は「マグカップ」と覚えています）が認められる場合には，急激な栄養負荷によりリフィーディング症候群を引き起こしやすいので，5〜10 kcal/kg/日で開始する方が安全です〔「リフィーディング症候群のギモン」（p.1195〜）参照〕．また必要エネルギー量はBMI＜18の低栄養患者では現体重ではなく補正体重〔kg，22×［身長（m）]^2〕で計算することに注意してください．とはいえ補正体重と現体重の乖離が大きい場合は，補正体重での必要エネルギー負荷が困難な場合があります．その場合はまず現体重で必要エネルギー量を計算し，段階的に補正体重での必要エネルギー量へ増量してください．

② タンパク・脂質・糖質・水分

さて，必要エネルギー量が決定したら図2に示す通り，必要なタンパク・脂質・糖質・水分もこの順に計算しておきましょう．

タンパクは患者さんの背景疾患や状態に応じて必要量が異なってきます．一般成人では0.8〜1.0 g/kg/日程度のタンパクが必要ですが，急性腎障害や保存期腎不全（CKD G3b以降），非代償性肝硬変急性増悪時などでは臓器への窒素負荷を考慮して0.6〜0.8 g/kg/日程度へ減らす必要がありますし，反対に高齢者や維持透析中，多臓器不全や広範熱傷のようにタンパク消費が多い場合には1.2〜2.0 g/kg/日と多めのタンパクを必要とします[9, 10]．非タンパクエネルギー/窒素比〔NPC/N比，［糖質（g）×4＋脂質（g）×9］/［タンパク（g）×0.16］：通常150〜200程度，腎不全などでは300〜350，侵襲時には100程度が目安〕も確認してみてください．

脂質（g/日）は〔（0.25×必要エネルギー量）/9〕必要です（必要エネルギー量の約20〜40％としてもよいです．急性膵炎の場合は少量から開始し30 g/日程度に留めましょう）．糖質は〔必要エネルギー量−（タンパク×4＋脂質×9）〕/4，水分は30 mL/kg/日程度確保します．エネルギー量が多少低くなっても水分バランスを優先することに注意が必要です．

2　栄養療法の実践

● 質問2：何をどうやって，どれくらい投与したらいいの？

❶ 栄養投与経路の選択（図3）

栄養計画が立てられたところで栄養の投与経路を決めます．治療の超急性期であれば病態に応じて細胞外液補充液や電解質輸液などを投与することがほとんどですが，今回は超急性期を脱した時点からの栄養投与経路について考えていきましょう．

① 経腸栄養

基本は経腸栄養（enteral nutrition：EN）です．ENは静脈栄養（parenteral nutrition：PN）と比較して死亡率の差こそありませんが，感染症を含む入院合併症の減少に寄与して

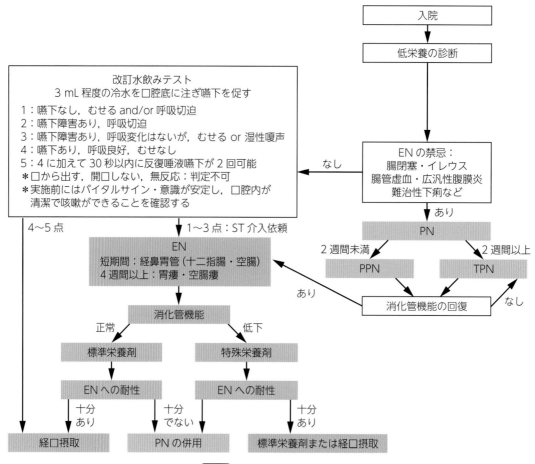

改訂水飲みテスト
3 mL 程度の冷水を口腔底に注ぎ嚥下を促す

1：嚥下なし，むせる and/or 呼吸切迫
2：嚥下障害あり，呼吸切迫
3：嚥下障害あり，呼吸変化はないが，むせる or 湿性嗄声
4：嚥下あり，呼吸良好，むせなし
5：4 に加えて 30 秒以内に反復唾液嚥下が 2 回可能
＊口から出す，開口しない，無反応：判定不可
＊実施前にはバイタルサイン・意識が安定し，口腔内が
　清潔で咳嗽ができることを確認する

入院

低栄養の診断

EN の禁忌：
腸閉塞・イレウス
腸管虚血・広汎性腹膜炎
難治性下痢など

なし

あり

PN

2 週間未満　PPN　　2 週間以上　TPN

消化管機能の回復

あり　なし

4～5 点　　1～3 点：ST 介入依頼

EN
短期間：経鼻胃管（十二指腸・空腸）
4 週間以上：胃瘻・空腸瘻

あり

消化管機能

正常　　　　　低下

標準栄養剤　　　特殊栄養剤

EN への耐性　　　EN への耐性

十分
あり　　　十分
　　　　　でない　　　十分
　　　　　　　　　　　あり

経口摂取　　　PN の併用　　　標準栄養剤または経口摂取

図3 栄養投与経路の選択
文献 11 ～ 14 より作成.

います．消化管機能が保たれていれば迷いなく EN を選択しましょう．入院時に改訂水飲みテスト（modified water swallowing test：MWST）をあらかじめ行っておくことをお勧めします．

短期間であれば経管栄養を選択しますが，脳梗塞や Parkinson 病などで嚥下機能に回復が見込めない場合，長期間に及ぶ EN が必要であり胃瘻増設を行います．EN で使用する栄養剤の選択については「経腸栄養剤と食形態のギモン」（p.1185～）を参照いただきたいのですが，院内で採用のある経腸栄養剤（濃厚流動食）一覧はあらかじめ手に入れておくとよいでしょう．

② 静脈栄養

腸閉塞や広汎性腹膜炎，難治性下痢などで消化管が機能していない場合は PN を選択します．およそ 2 週間未満の期間を見込んで栄養状態の改善よりも最低限の維持を目的とする末梢静脈栄養（peripheral parenteral nutrition：PPN）と，2 週間以上経口摂取ができない予測で栄養状態の改善を図ることを目的とする中心静脈栄養（total parenteral nutri-

表 PPNとTPNの比較

	PPN	TPN
使用目的	最低限の維持	栄養状態の改善を図る
目安の使用期間	1〜2週間程度	2週間以上
メリット	中心静脈カテーテル挿入の必要がない	必要エネルギー量を摂取可能
デメリット	総エネルギー量が1,000〜1,300 kcal/日程度と限界がある 血管痛や静脈炎を生じやすい	中心静脈カテーテル挿入の必要がある 合併症（穿刺時の出血・血腫，CRBSI，血栓形成など） 消化管粘膜萎縮によるbacterial translocation 高血糖
使用できる輸液製剤	10％以下の糖質輸液／アミノ酸輸液／アミノ酸加糖電解質製剤 脂肪乳剤 ビタミン製剤	高カロリー輸液製剤（糖濃度12％以上で，アミノ酸・脂肪・ビタミン・微量元素を含む輸液） ビタミン製剤 微量元素製剤

CRBSI：catheter related blood stream infection（カテーテル関連血流感染症）
bacterial translocation：本来腸管内に存在する細菌が腸管壁を通過し他臓器に移行する現象

tion：TPN）の2種類が存在します．PPNからTPNに切り替えることが多いですが，2週間以内であっても消化管機能や摂食・嚥下障害の改善度合いの見込みからTPNに移行する可能性があれば早期にTPN導入を検討しましょう（看護師やリハビリスタッフからの情報収集も大変参考になります）．おのおののメリット・デメリットについては表を参照してください．いずれにしてもENへ移行できるか常に評価することも忘れてはなりません．

❷ 静脈栄養の製剤

　ここからはPNを行う場合の輸液選択について紹介します．輸液の種類は先述のように① 超急性期に使用する，水分／電解質や酸塩基平衡の是正を目的とした細胞外液補充液／電解質輸液，② 栄養状態の改善を目的とした糖質輸液などに分けられます．①ではエネルギーとして400〜500 kcal/日程度しか補えませんが，②では600〜2,500kcal/日を補充することができます．今回は後者について概要をお伝えします．

　PPN／TPNで使用する輸液製剤には糖質輸液／アミノ酸輸液／脂肪乳剤／ビタミン製剤／微量元素製剤，そしてこれらを組み合わせたキット製剤（アミノ酸加糖電解質製剤や高カロリー輸液製剤）のジャンルが存在します．基本的にはキット製剤を使用すると思っていただいてかまいません（EN同様，院内で採用されている輸液製剤の一覧があると便利です）．キット製剤を使用することで感染や異物混入のリスク軽減，必要栄養素の混注し忘れ防止などに役立ちます．PPNではビーフリード®などのアミノ酸加糖電解質製剤（末梢から投与できるブドウ糖濃度はおよそ10％未満）を，TPNではエルネオパ®NFなどの高カロリー輸液製剤を選択することが多いです．ただしいずれのキット製剤にも脂肪成分は含まれていませんので，全く経口摂取できない場合には必須脂肪酸の欠乏を防ぐためにイントラリポス®のような脂肪乳剤の追加も検討が必要です．どの製剤に何が入っていて

何が入っていないのかは都度把握し，欠けているものは適宜補充しておきましょう（大塚製薬工場の「輸液マイスター」というアプリがオススメです[15]）．また高電解質血症（高ナトリウム血症や高カリウム血症），腎不全，肝性脳症などではおのおのの病態に応じた輸液製剤を組み直す必要があるので注意が必要です（各論や成書を参照してください）．

輸液
マイスター

❸ 症例への栄養療法を考えてみよう

さて，冒頭で提示した症例で一連の流れを考えてみましょう．

① 診断と重症度評価

BMI 13と低BMI（現症），2カ月にわたる食事摂取量低下（病因）を認めており低栄養の診断となりますね．さらにBMI < 20（70歳以上）ですので重度の低栄養となります．

② 初期栄養療法の立案

必要エネルギー $= 30 \times 58$（補正体重）$= 1{,}740$（kcal/日）

タンパク質 $= 0.8 \times 58 = 46.4$（g/日）

脂質 $= 0.25 \times 1{,}740/9 = 48.3$（g/日）

糖質 $= [1{,}740 - (46.4 \times 4 + 48.3 \times 9)]/4 = 279.9$（g/日）

水分 $= 30 \times 58 = 1{,}740$ mL/日

＊ 25×1.2（AF：寝たきり）$\times 1.5$（SF：重症感染症）$\times 58$（補正体重）$= 2{,}610$ kcal/日

③ 投与経路と栄養剤の選択

今回は腸管安静の必要はありません．覚醒に不安定さがあり改訂水飲みテストを行うのは誤嚥のリスクが高いですので，ENを選択します．腎障害がありますので電解質やタンパク負荷には注意し，特殊栄養剤のなかから低タンパク・低電解質のリーナレン®LPを選択しました．本症例では長期間の食事摂取量低下がありますので，リフィーディング症候群のハイリスクであることに注意が必要です．

④ ほかの投与経路の検討

症例ではPNは使用しませんでしたが，例えばEN開始後に下痢が続いてしまった場合には，浸透圧や形態に配慮した栄養剤の変更や投与速度の工夫で対応しながらも，喪失した水分補充のためにPPNを併用してもよいでしょう．1週間程度で目処が立たなければ栄養維持のためのTPNを検討します．

ここがピットフォール：投与速度に注意！

　投与方法の注意事項をお伝えします．まずブドウ糖の投与速度は5 mg/kg/分〔＝0.3×体重（g/時）〕以下とします（これより速くすると高血糖の合併が多くなります）．また投与開始直後から必要エネルギー量を投与せず，血糖・電解質異常や心不全徴候などがないか確認しながら，数日〜1週間程度かけて増量しましょう．例えば50 kgの患者さんであればTPN開始時にはエルネオパ®1号1,500 mL（糖180 g）を15 g/時以下の速度，つまり12時間以上かけて投与開始し，エルネオパ®2号へ更新するとよいでしょう．

　また脂肪乳剤の投与速度は0.1 g/kg/時以下とすると効率よく加水分解が進みます〔例：イントラリポス®輸液20％100 mL（脂質20 g）を50 kgの患者さんに適応する場合，5 g/時以下で投与するので4時間以上かける計算となります）〕．これより速くすると代謝が間にあわず血中に過剰な脂肪粒子が停滞し，悪心・嘔吐などの副作用が生じることがあります．

ここがポイント：permissive underfeeding

　急性期の患者さんの栄養療法においてpermissive underfeeding（カロリー制限を許容する）という考え方があります．必要エネルギーをはじめからすべて投与するよりも60〜70％程度のエネルギーとタンパク質に制限するほうが，腸内細菌叢のバランスを保ちつつ栄養素の吸収効率を高め，さらには敗血症などの合併症の発生率を低下させたりICU滞在期間の短縮に寄与するというものです[16]．他方で，成人重症患者に高濃度の経腸栄養剤を用いて投与エネルギー総量を増やしても生存率には影響を与えなかったという研究結果もあります[17]．結局のところ，どちらが絶対的によいという結論は出ておらず個別の対応を要すということですが，海外以上にリフィーディング症候群ハイリスク患者を対象群としやすい本邦においてはpermissive underfeedingの考え方を知っておくとよいでしょう．

　〔「敗血症で低栄養がある場合のギモン」（p.1203〜）も参照〕

■ おわりに

　超高齢社会が進む日本で働く私たちは患者さんの「食べられない」に直面する機会が多いと感じますが，栄養療法の選択によって患者さんに残された時間の過ごし方が大きく変わってくるということを皆さんも痛感されることと思います．病態の変化に応じて栄養状態のベストも変化しますので，栄養計画はときおり見直すことも大切です．しかし忙しい業務のなかでの見直しはついつい忘れてしまいがちです．そんなときに本稿の図表をパッと見て役立てていただければ幸いです．

■ 引用文献

1）Vellas B, et al：The Mini Nutritional Assessment（MNA）and its use in grading the nutritional state of elderly patients. Nutrition, 15：116-122, 1999（PMID：9990575）

2）Nestle Nutrition Institute：簡易栄養状態評価表（Mini Nutritional Assessment MNA®）
https://www.mna-elderly.com/sites/default/files/2021-10/MNA-japanese.pdf

3) Detsky AS, et al：What is subjective global assessment of nutritional status? JPEN J Parenter Enteral Nutr, 11：8-13, 1987（PMID：3820522）

4) Elia M：THE 'MUST' REPORT Nutritional screening of adults：a multidisciplinary responsibility Development and use of the 'Malnutrition Universal Screening Tool'（'MUST'）for adults. 2003 https://www.bapen.org.uk/pdfs/must/must-report.pdf

5) Kondrup J, et al：Nutritional risk screening（NRS 2002）: a new method based on an analysis of controlled clinical trials. Clin Nutr, 22：321-336, 2003（PMID：12765673）

6) Cederholm T, et al：GLIM criteria for the diagnosis of malnutrition‐A consensus report from the global clinical nutrition community. Clin Nutr, 38：1-9, 2019（PMID：30181091）

7)「エキスパートが教える輸液・栄養剤選択の考え方」（佐々木雅也/監），羊土社，2020

8) 井上善文：必要エネルギー量の算定─ストレス係数・活動係数は考慮すべきか？─. 静脈経腸栄養，25：573-579，2010

9) Deutz NE, et al：Protein intake and exercise for optimal muscle function with aging：recommendations from the ESPEN Expert Group. Clin Nutr, 33：929-936, 2014（PMID：24814383）

10) Morley JE, et al：Nutritional recommendations for the management of sarcopenia. J Am Med Dir Assoc, 11：391-396, 2010（PMID：20627179）

11) Ukleja A, et al：Standards for Nutrition Support: Adult Hospitalized Patients. Nutr Clin Pract, 33：906-920, 2018（PMID：30320414）

12)「総合内科病棟マニュアル 病棟業務の基礎」（筒泉貴彦，他/編），メディカル・サイエンス・インターナショナル，2021

13)「誤嚥性肺炎 ただいま回診中！」（佐藤健太/監，森川 暢，大浦 誠/編著），中外医学社，2021

14) 日本摂食・嚥下リハビリテーション学会 医療検討委員会：摂食嚥下障害の評価【簡易版】2015. 2015 https://www.jsdr.or.jp/wp-content/uploads/file/doc/assessment2015-announce.pdf

15) 株式会社大塚製薬工場：輸液マイスター. https://www.otsukakj.jp/med_nutrition/members/app.php

16) Arabi YM, et al：Permissive Underfeeding or Standard Enteral Feeding in Critically Ill Adults. N Engl J Med, 372：2398-2408, 2015（PMID：25992505）

17) Chapman M, et al：Energy-Dense versus Routine Enteral Nutrition in the Critically Ill. N Engl J Med, 379：1823-1834, 2018（PMID：30346225）

Profile

折原史奈（Fumina Orihara）

練馬光が丘病院 総合救急診療科 総合診療部門
順天堂大学医学部卒業，現在練馬光が丘病院で内科プログラムを専攻しています．「食べる」が生命の基本であり，入院中であっても生活の楽しみであることを感じる毎日です．「食べる」を支えるチーム医療を体感したい！という方はぜひ見学にいらしてください！

松本朋弘（Tomohiro Matsumoto）

練馬光が丘病院 総合救急診療科 総合診療部門
詳細はp.1169参照.

【総論】
経腸栄養剤と食形態のギモン

廣瀬桂子

1 経腸栄養剤のギモン

制度上，医薬品に分類されるものを「経腸栄養剤」，食品に分類されるものを「濃厚流動食」と呼びます．本稿では両者を総称して「経腸栄養剤」と表記します．

● 質問1：経腸栄養剤にはどのような分類がある？

●前述のような制度面からの分類と，窒素源の違いによる分類があります．

❶ 制度上の分類

医薬品か食品かによって，オーダー方法や費用負担等が異なります（表1）．

❷ 窒素源による分類

窒素源の違いによって成分栄養剤，消化態栄養剤，半消化態栄養剤に分類されます（表2）．

表1 経腸栄養剤の制度上の分類

	管理者	オーダー方法	費用負担	主な使用場所
医薬品（経腸栄養剤）	薬剤師	処方箋	医療保険 （DPC包括）	在宅
食品（濃厚流動食）	管理栄養士	食事箋	食費	病院や介護施設

表2 経腸栄養剤の窒素源による分類

	窒素源
成分栄養剤	アミノ酸[※1]だけ
消化態栄養剤	アミノ酸，ジペプチド[※2]，トリペプチド[※3]
半消化態栄養剤	加水分解されていないタンパク質

※1：タンパク質の最小単位．アミノ酸がペプチド結合によって，2個以上結合した分子をペプチドという．
※2：アミノ酸が2個結合した分子．
※3：アミノ酸が3個結合した分子．

●質問2：成分栄養剤，消化態栄養剤，半消化態栄養剤はどのように選べばよい？

> ●消化・吸収能が保たれている場合は，通常の食事に最も近い半消化態栄養剤を第一選択とします[1]．

患者さんの状態に応じて，院内に採用されている製剤から選びます（表3〜5）．

表3 成分栄養剤

医薬品（3製剤）	エレンタール®，エレンタール®P（2歳未満の小児用），ヘパンED®（肝不全用）
食品	なし
適応	・消化能が低下した，あるいは腸管の安静を必要とする症例 ・短腸症候群 ・吸収不良症候群（膵外分泌不全など） ・Crohn病に対する寛解導入・寛解維持療法 ・重症膵炎患者への早期経腸栄養，など
備考	・すべての成分は上部消化管で吸収され，ほとんど残渣は生じない．したがって，**消化能が低下している病態や，腸管の刺激を避けたい場合に有効**． ・窒素源がアミノ酸のみであるため，1 kcal/mLのエネルギー密度に調整すると，浸透圧が体液の3倍程度になる（761 mOsm/L）．**投与速度によっては浸透圧性下痢を引き起こす可能性がある**． ・粉末状のため，使用時は水に溶解する．投与開始時は50％濃度とし，20 mL/時程度の低速で開始する． ・増量の方法は，基本的に2通りある． 　① 濃度を50％→75％→100％と上げていき，その後100％濃度で徐々に投与速度を上げる． 　② 50％濃度で投与速度を目標まで上げてから，75％→100％と濃度を上げる．

文献2を参考に作成．

表4 消化態栄養剤

医薬品（1製剤）	ツインライン®NF
食品	ペプタメン®AF，ペプタメン®スタンダード，ペプタメン®インテンス，ネクサスST®ペプチーノ®（脂肪を含まないため，乳び胸や胸管損傷などで消化管に脂肪を投与したくない場合にも投与できる） ハイネックス®イーゲル（胃内の酸性条件下で液状から半固形状に物性が変化する）
適応	成分栄養剤とほぼ同じ．
備考	ジペプチド・トリペプチドは，アミノ酸まで分解されることなくそのままの形で吸収されるため吸収効率はよい． **成分栄養剤よりも浸透圧が低いため，浸透圧性下痢を起こしにくいという利点がある**．

文献2を参考に作成．

表5 半消化態栄養剤

医薬品（7製剤）	エンシュア・リキッド®，エンシュア®・H，エネーボ®，ラコール®NF，ラコール®NF半固形，イノラス®，アミノレバン®EN
食品	医薬品7製剤以外は，すべて食品．
適応	**通常の食事に最も近く，医薬品の一部を除きほぼすべての栄養素を含有している**ため，消化・吸収能が維持されている場合には，第一選択である．

文献2を参考に作成．

オンラインで経腸栄養剤製品の一覧を参照できます．NPO法人PDN（Patient Doctors Network）のホームページがおすすめです[3]．

NPO法人
PDN

● 質問3：投与中の下痢にはどのように対応すればよい？

> ● まず投与速度を遅くします．そして原因を鑑別して対応します（図1）．
> 下痢の原因は経腸栄養製品に関連するものと，それ以外のものに分かれます．

❶ 投与速度の選択と調整方法[4]

欠食期間が長い患者さんの経腸栄養開始時など，下痢の発生が予測される場合，開始時は20〜30 mL/時の低速とし，経腸栄養ポンプを用いた24時間持続投与，または12時間程度の周期的投与とします．

その後のステップアップは，耐性を確認したうえで1日ごとに20〜25 mL/時ずつ投与速度を上げるか，経腸栄養での必要エネルギー量の50％が補給できるまでは50 mL/時で投与します．

昇圧薬の投与により循環動態の安定を図っている場合は，10〜15 mL/時の低速で開始し，全身状態の変化に注意して，1日ごとに10〜15 mL/時ずつ，またはそれ未満で投与速度を上げていきます．

❷ 経腸栄養剤が原因[4]

① 製品の浸透圧

浸透圧の高い経腸栄養剤を投与すると，小腸上皮の毛細血管から腸管腔内に水分が移動して腸粘膜で水分の再吸収が起こります．よって腸蠕動運動が亢進し，浸透圧性の下痢を生じます．

血管内の浸透圧は約300 mOsm/Lです．1 kcal/mLの半消化態栄養剤の多くは300〜400 mOsm/Lですが，成分栄養剤のエレンタール®（医薬品）は761 mOsm/L，半消化態栄養剤で腎不全に対応できるリーナレン®MP（食品）は730 mOsm/Lなど，高く設定されているものもあります．浸透圧の高い栄養剤は，経腸栄養ポンプで投与速度を調整して低速で投与するか，浸透圧が低い栄養剤へ変更します．

② 製品の組成

7日以上消化管を使用していない，あるいは低アルブミン血症・心不全などで腸管浮腫が生じていることが推測される場合は，消化吸収能の低下が予想されるため，窒素源が低分子化されている成分栄養剤や消化態栄養剤の投与を検討します．

乳糖不耐症を有している患者さんに対しては，乳糖を含まない製品に変更します．ネスレ日本株式会社の経腸栄養剤（食品）のほとんどは，乳糖を含みません．例えば消化態栄養剤のペプタメン®，半消化態栄養剤のアイソカルサポート®などが該当します．

胆汁酸の分泌障害があったり，消化酵素の分泌が低下している場合には，経腸栄養に含まれる脂質が下痢の原因となることがあるため，脂質を最小限に抑えた成分栄養剤のエレ

ンタール®（医薬品）や消化態栄養剤のペプチーノ（食品）（470 mOsm/L）に変更します.

❸ 経腸栄養以外が原因[4]

① 感染性腸炎の検索

抗菌薬使用中または過去に投与されていた場合には，抗菌薬関連下痢症を疑います．最も頻度が高いのは，偽膜性腸炎の原因菌である *Clostridioides difficile* です．*Clostridioides difficile* が毒性を示すには，トキシンAとトキシンBが必要であることから，トキシン検査で病原性を確認した場合には，ガイドライン[5]に準じた治療が求められます.

② 投与薬剤の確認

下痢を生じやすい薬剤としては，緩下薬，抗菌薬，プロトンポンプ阻害薬，NSAIDs，抗不整脈薬，降圧薬，マグネシウムやソルビトールを含有する薬剤などがあります．薬剤性の下痢が考慮される場合には，原因となる薬剤の投与中止，または下痢のリスクの少ない薬剤に変更することが求められます.

③ 腸内細菌叢を考慮

抗菌薬投与，加齢，プロトンポンプ阻害薬長期投与，経口摂取時における食物繊維不足により，腸内細菌叢が乱れる可能性が報告されています．腸内細菌叢が乱れると，有害菌が産生するコハク酸などにより，微細な大腸炎が発生し，下痢の発生要因となります.

腸内細菌叢の乱れを有する可能性が高い患者さんの経腸栄養剤開始時には，**プロバイオティクス**（ビフィズス菌や乳酸菌など人の腸に有益な生菌）として抗菌薬に耐性のある整腸薬の投与や，**プレバイオティクス**（有用菌の増殖を促進するもの）として水溶性食物繊維やオリゴ糖などの投与も検討する必要があります．プロバイオティクスとプレバイオティクスの両方を合わせたものをシンバイオティクスと呼びます．サラヤ株式会社のシングラフィー®や，アイドゥ株式会社のG fineが該当します.

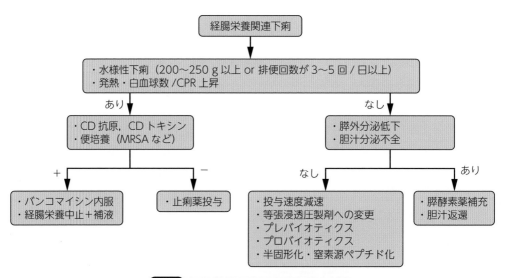

図1 経腸栄養関連下痢発生時の対応
文献4より引用.

④ 原因が特定できない場合

原因が特定できず，下痢が継続する場合，経腸栄養剤の投与を24時間中止して，下痢の特徴を確認します．

経腸栄養剤や投与速度，高浸透圧が原因である場合は**浸透圧性下痢**であり，中断することにより改善します．その後は，前述した対応を実施すれば経腸栄養が継続可能です．

改善がない場合は，**分泌性下痢**を疑い，再度，腸炎を引き起こす疾患や病原菌が検出されないかを確認しながら，下痢による水分や電解質の喪失を補うために静脈栄養を導入します．

● 質問4：水分制限や病態に対応した経腸栄養剤はある？

● あります．

❶ 水分を制限したい場合は，高濃度の経腸栄養剤を選ぶ

通常の経腸栄養剤は1 kcal/mL（水分量：約80％）で，1,200 kcal投与した場合の水分量は約960 mLです．水分を制限したい場合は，これより濃い経腸栄養剤を選びます．消化態栄養剤のネクサスST®（食品）やペプタメン®AF（食品），半消化態栄養剤のエンシュア®・H（医薬品）やメイバランス®HP1.5（食品）は1.5 kcal/mL（水分量：約75％），半消化態栄養剤のMA-R2.0（食品）やメイバランス®2.0（食品）は2.0 kcal/mL（水分量：約70％）です．

❷ 標準組成では健全な代謝状態や栄養状態を維持できない場合は，病態対応経腸栄養剤を検討

それぞれの病態に適応できるよう調整された経腸栄養剤もあります．病態対応経腸栄養剤の詳細について，参考になるWebサイトを稿末で紹介していますのでご覧ください[6〜10]．

2 食形態のギモン

嚥下食の分類は，診療報酬・介護報酬に基づき**日本摂食嚥下リハビリテーション学会嚥下調整食分類2021（学会分類2021）**[11] を使用します．

● 質問5：嚥下食の分類と提唱機関は？

● 2002年頃から各機関によって，さまざまな嚥下食の分類が提唱されています．

主に使用されている学会分類2021のほか，ユニバーサルデザインフード（UDF，日本介護食品協議会）や嚥下食ピラミッド（金谷節子先生），特別用途食品許可基準（消費者庁），スマイルケア食（農林水産省）などの分類があります．詳しい解説は，ヘルシーフード 栄養指導Navi ホームページがおすすめです[12]．

栄養指導
Navi

●質問6：学会分類2021とは？ 各食形態の特徴やほかの分類との対応は？

> ●学会分類2021とは，嚥下のレベルを示すコードや，食形態，液体のとろみの加減などを示したものです（表6）．

各コードに対応する食形態は，1jはゼリー食で離水（食品の固形分と水分が分離すること．誤嚥などの原因になる）に配慮したもの，2はミキサー食やペースト食などで，2-1は均質，2-2は不均質なもの，3はソフト食やとろみをつけたやわらかい刻み食などで，舌と歯ぐきでつぶせるもの，4は軟菜食などで，歯ぐきでつぶせるものです．液体のとろみの加減は，薄いとろみ，中間のとろみ，濃いとろみの3段階です（図2）．ほかの分類にも対応しており（図3），市販の介護食を購入する際，参考にします．

●質問7：学会分類2021に該当する食品は？

> ●各コードに対応する食形態などを満たしている食品が該当します（図3）．

例えば，コード2-2はヨーグルト，3はやわらかく仕上げたポテトサラダやスクランブルエッグ，4はかぼちゃの煮物などです．

食形態については，「口を支える歯科医との上手な付き合い方」（p.1245〜）もご参照ください．

●質問8：エネルギー量の設定はどう考えればいいの？

> ●3通りあります[1]．

栄養管理開始時に用いる体重は，基本的には現体重を用います．そして常にモニタリングを行って再評価し，必要に応じて調整します[2]．

> ① 体重あたり25〜30 kcalを基準とし，ストレスの程度に応じて増減する
> ② Harris-Benedict式などを用いて基礎エネルギー消費量を予測し，活動量や病態によるエネルギー代謝の変化を考慮して算出する
> ③ 間接熱量測定（呼気ガス分析により消費熱量を算出する方法）により安静時エネルギー消費量を測定して算出する

症例

脳梗塞，嚥下障害の既往がある75歳，男性．身長165 cm，半年前の体重は65 kgだが現体重は55 kgである．BMI 20，標準体重60 kg．誤嚥性肺炎との診断にて入院．入院時の嚥下レベルはコード2（食塊形成能力・保持能力），食種はミキサー食．

症例の患者さんのエネルギー量を設定してみましょう．

表6　学会分類2021（食事）早見表

コード【I-8項】		名称	形態	目的・特色	主食の例	必要な咀嚼能力【I-10項】	他の分類との対応【I-7項】
0	j	嚥下訓練食品0j	・均質で，付着性・凝集性・かたさに配慮したゼリー・離水が少なく，スライス状にすくうことが可能なもの	・重度の症例に対する評価・訓練用・少量をすくってそのまま丸呑み可能・残留した場合にも吸引が容易・タンパク質含有量が少ない		（若干の送り込み能力）	・嚥下食ピラミッドL0・えん下困難者用食品許可基準I
0	t	嚥下訓練食品0t	・均質で，付着性・凝集性・かたさに配慮したとろみ水（原則的には，中間のとろみあるいは濃いとろみ*のどちらかが適している）	・重度の症例に対する評価・訓練用・少量ずつ飲むことを想定・ゼリー丸呑みで誤嚥したりゼリーが口中で溶けてしまう場合・タンパク質含有量が少ない		（若干の送り込み能力）	・嚥下食ピラミッドL3の一部（とろみ水）
1	j	嚥下調整食1j	・均質で，付着性，凝集性，かたさ，離水に配慮したゼリー・プリン・ムース状のもの	・口腔外ですでに適切な食塊状となっている（少量をすくってそのまま丸呑み可能）・送り込む際に多少意識して口蓋に舌を押しつける必要がある・0jに比し表面のざらつきあり	おもゆゼリー，ミキサー粥のゼリーなど	（若干の食塊保持と送り込み能力）	・嚥下食ピラミッドL1・L2・えん下困難者用食品許可基準II・UDF区分 かまなくてもよい（ゼリー状）
2	1	嚥下調整食2-1	・ピューレ・ペースト・ミキサー食など，均質でなめらかで，べたつかず，まとまりやすいもの・スプーンですくって食べることが可能なもの	・口腔内の簡単な操作で食塊状となるもの（咽頭では残留，誤嚥をしにくいように配慮したもの）	粒がなく，付着性の低いペースト状のおもゆや粥	（下顎と舌の運動による食塊形成能力および食塊保持能力）	・嚥下食ピラミッドL3・えん下困難者用食品許可基準III・UDF区分 かまなくてもよい
2	2	嚥下調整食2-2	・ピューレ・ペースト・ミキサー食などで，べたつかず，まとまりやすいもので不均質なものも含む・スプーンですくって食べることが可能なもの		やや不均質（粒がある）でもやわらかく，離水もなく付着性も低い粥類	（下顎と舌の運動による食塊形成能力および食塊保持能力）	・嚥下食ピラミッドL3・えん下困難者用食品許可基準III・UDF区分 かまなくてもよい
3		嚥下調整食3	・形はあるが，押しつぶしが容易，食塊形成や移送が容易，咽頭でばらけず嚥下しやすいように配慮されたもの・多量の離水がない	・舌と口蓋間で押しつぶしが可能なもの．押しつぶしや送り込みの口腔操作を要し（あるいはそれらの機能を賦活し），かつ誤嚥のリスク軽減に配慮がなされているもの	離水に配慮した粥など	舌と口蓋間の押しつぶし能力以上	・嚥下食ピラミッドL4・UDF区分 舌でつぶせる
4		嚥下調整食4	・かたさ・ばらけやすさ・貼りつきやすさなどのないもの・箸やスプーンで切れるやわらかさ	・誤嚥と窒息のリスクを配慮して素材と調理方法を選んだもの・歯がなくても対応可能だが，上下の歯槽提間で押しつぶあるいはすりつぶすことが必要で舌と口蓋間で押しつぶすことは困難	軟飯・全粥など	上下の歯槽提間の押しつぶし能力以上	・嚥下食ピラミッドL4・UDF区分 舌でつぶせる およびUDF区分 歯ぐきでつぶせる およびUDF区分 容易にかめるの一部

学会分類2021は，概説・総論，学会分類2021（食事），学会分類2021（とろみ）からなり，それぞれの分類には早見表を作成した．
本表は学会分類2021（食事）の早見表である．本表を使用するにあたっては必ず「嚥下調整食学会分類2021」の本文を熟読されたい．なお，本表中の【　】表示は，本文中の該当箇所を指す．
＊上記0tの「中間のとろみ・濃いとろみ」については，学会分類2021（とろみ）を参照されたい．
本表に該当する食事において，汁物を含む水分には原則とろみを付ける【I-9項】．
ただし，個別に水分の嚥下評価を行ってとろみ付けが不要と判断された場合には，その原則は解除できる．
ほかの分類との対応については，学会分類2021との整合性や相互の対応が完全に一致するわけではない【I-7項】．

『日摂食嚥下リハ会誌25（2）：135-149，2021』または 日本摂食嚥下リハ学会HPホームページ：
https://www.jsdr.or.jp/wp-content/uploads/file/doc/classification2021-manual.pdf
『嚥下調整食学会分類2021』を必ずご参照ください．

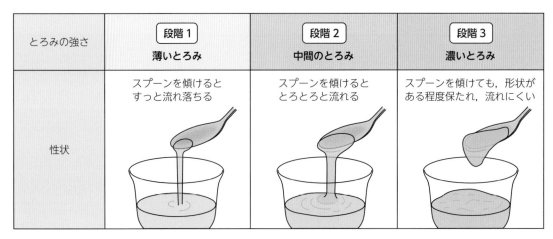

図2 学会分類2021（とろみ）の各段階

『日摂食嚥下リハ会誌25（2）：135–149, 2021』または 日本摂食嚥下リハ学会HPホームページ：https://www.jsdr.or.jp/
wp-content/uploads/file/doc/classification2021-manual.pdf
『嚥下調整食学会分類2021』を必ずご参照ください.

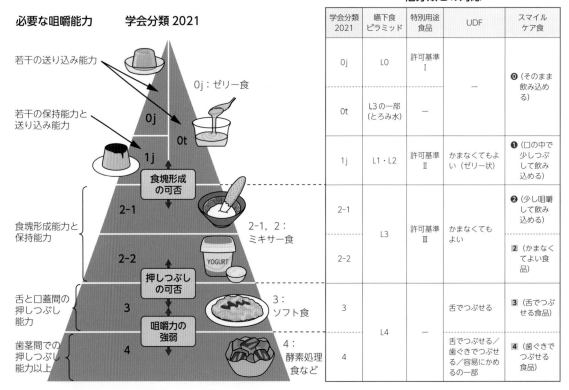

図3 学会分類2021（食事）早見表

『日摂食嚥下リハ会誌25（2）：135–149, 2021』または 日本摂食嚥下リハ学会HP ホームページ：
https://www.jsdr.or.jp/wp-content/uploads/file/doc/classification2021-manual.pdf
『嚥下調整食学会分類2021』を必ずご参照ください.

❶ 栄養管理開始時のエネルギー量

①の方法で算出した場合：30 kcal/kg/日と設定

→ 55 kg × 30 kcal/kg/日　→　1,650 kcal/日

❷ 状態が安定した後の必要エネルギー量

半年で標準体重をめざす場合，現体重との差は5 kg.

一般的に，体重1 kgの貯蔵エネルギー量は7,000 kcalとされているので

→ 5 kg × 7,000 kcal = 35,000 kcal

→ 35,000 kcal/6カ月 ≒ 6,000 kcal/1カ月 ≒ 200 kcal/日

→ 1,650 kcal + 200 kcal = 1,850 kcal/日

❸ 栄養管理計画

栄養管理開始時の必要エネルギー量を，1,600 kcal/日前後とします．10 kgの体重減少があるので，最初から1,600 kcal/日で処方せず，リフィーディング症候群〔「リフィーディング症候群のギモン」（p.1195〜）参照〕に留意しながら，段階的にエネルギー量を増加させます．体重の推移をみながら，最終的には1,800 kcal/日前後で標準体重をめざします．

● 質問9：食事が必要量摂れない場合は？

● 食事が少量・高エネルギーになるよう工夫をします．

例えば食事にMCTオイル（中鎖脂肪酸油）やバター，マヨネーズ，粉あめなどをかけたり加えて混ぜたりすると，食事のボリュームを増やさずにエネルギー量を増やすことができるためおすすめです．さらにプロテインパウダーを加えることで，タンパク質を増やすことができます．経腸栄養剤を飲むときは，必要に応じてとろみ剤でとろみをつけます．

3 患者さんからこんなことを聞かれたら…

患者さんから，退院した後の食事について質問される場合もあるかと思います．

● 質問10：自宅で調理が難しい場合は？

● 食形態や病態に応じた「宅配弁当」や「冷凍弁当」を活用する方法があります．

❶ 宅配弁当

自治体によっては「配食サービス」を提供しています．自治体が「配食サービス」に対応しているかどうかや，その内容（補助金が出たり，送料のみ無料だったり）などはさまざまです．民間企業の「宅配配食サービス」を活用する方法もあります．例えば"在宅配食＆買物代行サービス ニコニコキッチン"（株式会社ソーシャルクリエーション）の場合，お弁当は原則玄関先で手渡しですが，寝たきりの方は枕もとなど希望する場所までお弁当

を届けてくれるうえ，安否確認なども行ってくれます．

❷ 冷凍弁当

　商品や食事の相談にフリーダイヤルで応じてくれる"おいしい365日"（キッセイ薬品工業株式会社）や，"はつらつ食品"（株式会社ヘルシーネットワーク）がおすすめです．注文もフリーダイヤルからでき，配達区域は日本全国です．商品カタログは，病院や施設にも無料で送ってくれます．

おわりに

　経腸栄養剤は，施設によって採用品が限られています．もし患者さんが，経腸栄養剤が口に合わないような場合は，エネルギー量が多いアイスクリーム類，例えば"明治エッセル スーパーカップ 超バニラ"（株式会社 明治：1カップ374 kcal，タンパク質5.6 g）や，手づくりの"高エネルギーポタージュスープ"（カップスープの素，プロテインパウダー10 g，なたね油やMCTオイルなど油大さじ1杯を牛乳150 mLで溶いたもの：1杯 約300 kcal，タンパク質 約15 g）を提供するなど柔軟に対応することで，患者さんが美味しく食事療法を継続することができると思います．

引用文献

1）「静脈経腸栄養ガイドライン 第3版」（日本静脈経腸栄養学会／編），照林社，2013
2）「静脈経腸栄養ナビゲータ エビデンスに基づいた栄養管理」（井上善文／編），照林社，2021
3）NPO法人PDN：経腸栄養関連製品一覧． http://www.peg.or.jp/lecture/enteral_nutrition/product/all.php
4）「レジデントのための食事・栄養療法ガイド」（佐々木雅也／編），日本医事新報社，2022
5）CDI診療ガイドライン作成委員会：Clostridioides difficile 感染症診療ガイドライン2022．2023
6）NPO法人PDN：肝不全用栄養剤 http://www.peg.or.jp/lecture/enteral_nutrition/03-02.html
7）NPO法人PDN：腎不全用栄養剤 http://www.peg.or.jp/lecture/enteral_nutrition/03-03.html
8）NPO法人PDN：糖尿病用栄養剤 http://www.peg.or.jp/lecture/enteral_nutrition/03-04.html
9）NPO法人PDN：呼吸不全用栄養剤 http://www.peg.or.jp/lecture/enteral_nutrition/03-05.html
10）NPO法人PDN：免疫賦活栄養剤，免疫調節栄養剤
　　http://www.peg.or.jp/lecture/enteral_nutrition/03-07.html
11）日本摂食嚥下リハビリテーション学会 嚥下調整食委員会：日本摂食嚥下リハビリテーション学会嚥下調整食分類2021．日摂食嚥下リハ会誌，25：135-149，2021
12）ヘルシーフード：栄養指導Navi． https://healthy-food-navi.jp

Profile

廣瀬桂子（Keiko Hirose）
....
練馬光が丘病院 医療技術部 管理栄養士
経腸栄養剤を飲むことが苦手な患者さんには，温かくて高エネルギーの野菜スープを提供しています．いつかレシピ本を出版できるといいな，と思っています．

【総論】

リフィーディング症候群のギモン

和才直樹，安本有佑

はじめに

　　るい痩の著明な患者さん，アルコール多飲歴のある患者さんで致死的不整脈などの急変に遭遇したことはありませんか？ もしかすると，それはリフィーディング症候群だったかもしれません．リフィーディング症候群は，栄養療法に伴う代謝性合併症のなかで致死的となりうる合併症の1つです．そのため，どのような患者さんに好発し，どのような予防・治療が必要かを正確に理解しておく必要があります．本稿では，リフィーディング症候群の病態，診断，初期評価，治療目標について概説していきます．

> **症例**
>
> 　65歳男性．身長160 cm，体重40 kg，BMI 15.6 kg/m²，健診歴はなし．飲酒：ビール2,000 mL/日，喫煙：20本/日×45年間．食事はスーパで買った惣菜を飲酒の「アテ」として食べるのみ．
> 　来院3日前からの発熱，倦怠感を主訴に受診し，尿路感染症による敗血症性ショックで入院加療となった．輸液・昇圧薬で循環動態は安定し，抗菌薬加療で状態は改善傾向となった．入院3日目には昇圧薬を終了する目処も立ち，栄養摂取を開始したところ，同日の夜間に心室細動から心停止となった．血液検査では，K 1.8 mEq/L，Mg 0.8 mg/dL，IP 0.6 mEq/Lと電解質異常を認め，これらが心室細動の原因として考えられた．

1 リフィーディング症候群の病態 (図1)

　　リフィーディング症候群とは，低栄養状態の患者さんに急激な栄養投与を行った際に発症する一連の代謝合併症の総称です[1]．低栄養状態が持続すると，身体のエネルギー源は炭水化物からタンパク質と脂質に移ります．それだけではなく，カリウム，リンなどの細胞内に多く存在する電解質が著しく減少します．栄養療法の開始に伴い血中のグルコース

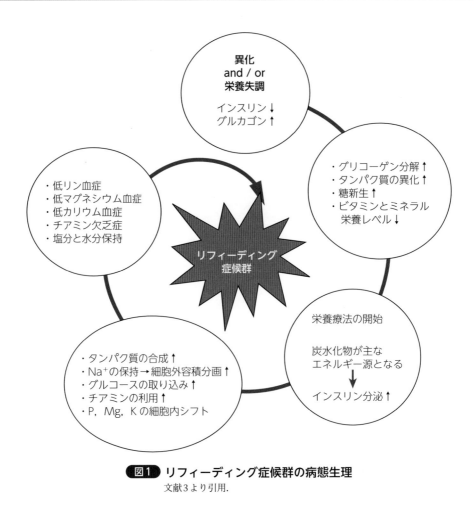

図1 リフィーディング症候群の病態生理
文献3より引用.

が増加し，それに対して体内からインスリンが分泌されます．それによって，細胞外から細胞内に電解質が急速に移行し，低リン血症，低カリウム血症，低マグネシウム血症をきたすことで，致死的な不整脈や呼吸不全などの重篤な合併症を引き起こします．グルコースの代謝で自由水が産生されるのに加えて，インスリンの作用によって腎臓でのナトリウムの再吸収が増加し，心不全を起こすこともあります．また，もともと微量元素が不足している身体にグルコースが入ることによって，グルコースの代謝の補酵素としてビタミンB_1が消費され，Wernicke脳症やKorsakoff症候群を呈することもあります[2].

2 リフィーディング症候群の予防と評価

●質問1：どんな患者さんでリスクが高いのでしょうか？

●病歴，身体所見で患者背景を把握しよう！ 高リスクだとわかったら必ず予防！

まずはリフィーディング症候群を発症するリスクが高い患者さんの特定が重要です．た

表1 リフィーディング症候群の高リスク患者（NICEガイドライン）

以下の項目のうち，1つ以上を満たす患者

- BMI 16 kg/m² 未満
- 直近3〜6カ月で15％以上の意図しない体重減少
- 10日間以上ほとんどまたは全く食事がとれていない
- 栄養摂取前に低カリウム，低リン，低マグネシウム血症を認める

以下の項目のうち2つ以上を満たす患者

- BMI 18.5 kg/m² 未満
- 直近3〜6カ月で10％以上の意図しない体重減少
- 5日間以上ほとんどまたは全く食事がとれていない
- アルコール依存症の既往またはインスリン・制酸薬・化学療法・利尿薬を使用している

文献4より引用.

表2 NICEガイドライン，BAPENガイドラインを
もとにした高リスク患者への予防マネジメント

高リスク患者で血清K，Ca，P，Mg濃度のチェック

↓

栄養投与前に200〜300 mgのビタミンB₁を経静脈投与
ビタミン，微量元素を毎日補充

↓

10 kcal/kg/日で栄養投与を開始，4〜7日かけ漸増

↓

K（2〜4 mEq/kg/日），P（0.9〜1.8 mEq/kg/日）
Ca，Mg（0.4 mEq/kg/日）の投与と適正濃度の維持

↓

最初の2週間はK，P，Ca，Mgのモニタリングと適正化を行う

文献1から引用.
BAPEN：British Association for Parenteral and Enteral Nutrition（英国静脈経腸栄養学会）

とえ電解質の血清濃度が基準値内であったとしても，細胞内の電解質は枯渇していることも少なくなく，血液検査で問題ないからと安心してはいけません．

　リフィーディング症候群のリスク評価指標は世界的にも複数存在しますが，最も有名なものの1つに，英国のNational Institute for Health and Care Excellence（以下NICE）のガイドラインがあります（**表1**）．ここでは，シンプルなリスク評価に加えて，予防のためのマネジメントについて述べられています（**表2**）．

　NICEのガイドラインはシンプルにまとまっていて理解しやすいのですが，例えば痩せ型の高齢者が尿路感染症で数日食事を十分に食べることができなければ高リスクと分類されるため，リフィーディング症候群のリスクを過剰に評価している可能性もあります．アイルランド栄養代謝学会（Irish Society for Clinical Nutrition & Metabolism：IrSPEN）では，さらに細かくリスク分類されています（**表3**）が，リスクに応じたマネジメントまでは言及されていません．

表3 リフィーディング症候群のリスク分類 (IrSPEN ガイドライン)

・**高リスクな患者属性**

・神経性食思不振症 ・慢性アルコール中毒 ・担癌患者 ・術後患者 ・高齢者 ・コントロール不良な糖尿病 ・慢性的な栄養失調のある患者 ・制酸薬・利尿薬の長期使用者

文献5を参考に作成.

超高リスク群：下記の基準が1つ以上
・BMI 14 kg/m² 未満 ・15日以上ほとんどまたは全く食事がとれていない
高リスク群：下記の基準が1つ以上
・BMI 16 kg/m² 未満 ・過去3～6カ月で15％以上の意図しない体重減少 ・10日以上ほとんどまたは全く食事がとれていない ・栄養療法開始前の血清カリウム，リン，マグネシウム低値
高リスク群：下記の基準が2つ以上
・BMI 18.5 kg/m² 未満 ・過去3～6カ月で10％以上の意図しない体重減少 ・5日以上ほとんどまたは全く食事がとれていない ・アルコール依存症の既往がある，またはインスリン・制酸薬・化学療法・利尿薬を使用している

文献5より引用.

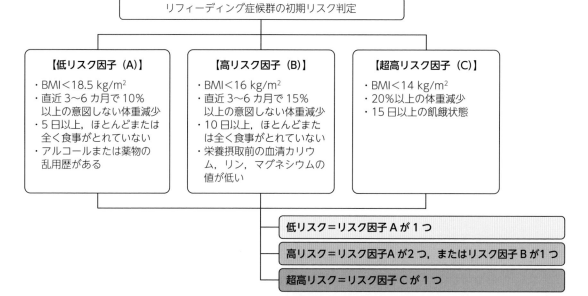

図2 リフィーディング症候群の実臨床に即したリスク評価
文献3より引用.

　上記2つのガイドラインも有用ですが，さらに実臨床に即したリスク評価 (図2) に加えて，それに準じたマネジメント (図3) について言及した論文を紹介します[3]．評価に沿ったマネジメントが記載されているため実用的ですが，主にフレイル・高齢患者を対象としたアルゴリズムのため，若年者の神経性食思不振症などへそのまま適応することはできない点に注意が必要です．

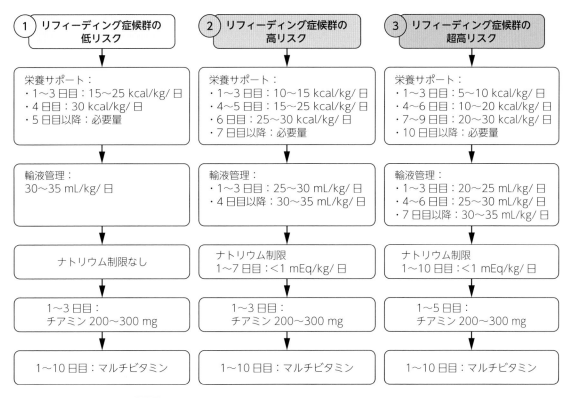

図3 リフィーディング症候群のリスクごとのマネジメント
文献3より引用.

　なお，栄養経路についても静脈，経腸，経口の順でリスクが高いとされているため，静脈栄養を使用している患者さんではより注意しましょう.

> 🔧 **ここがピットフォール**
> ┈┈
> 　予防として使用されるビタミンB₁の注射製剤にはブドウ糖が含まれています.
> 　特に超高リスクの患者では，それだけでリフィーディング症候群を起こす可能性があるため，使用する際は注意しましょう.
> 　アリナミン®を投与する場合は，糖負荷となるため注意が必要です.ビタメジン®投与の場合は，糖負荷とならないため使用を検討してください.

●質問2：どんなことに気をつければよいですか？

●電解質異常による臓器障害に注目しよう！

　今回の症例のような致死的不整脈以外にも，リフィーディング症候群では電解質異常やビタミン欠乏に伴う臓器障害をきたします.特に栄養開始から72時間以内に好発するといわれているため，高リスク患者への栄養開始直後は，血液検査での電解質の確認に加えて，表4のような病態を示唆するような徴候がないか，日々確認することが重要です.

表4 リフィーディング症候群でみられる臓器ごとの症状

心臓	低リン血症，低カリウム血症，低マグネシウム血症による心機能低下，不整脈，心不全
肺	水分過剰による肺水腫 低リン血症による呼吸不全，肺胞低換気
神経系	電解質異常による筋力低下，痙攣，感覚異常 ビタミンB_1欠乏による Wernicke 脳症，Korsakoff 症候群
骨格筋	電解質不均衡による筋力低下や筋肉痛，筋痙攣
消化器系	肝機能障害 消化管粘膜の萎縮や膵機能低下による嘔吐，下痢

> **ここがポイント**
>
> リフィーディング症候群は，低栄養の患者さんへの栄養投与による「結果」です．
> 本稿では詳細を述べませんが，最も重要なのは低栄養となっている原因への介入です．
> 神経性食思不振症やアルコール依存症などの患者さんの背景にも対応し，「木を見て森を見ず」とならないようにしましょう．

3 リフィーディング症候群の治療

● 質問3：リフィーディング症候群になったらどうしたらよいのですか？

● 臓器障害へ対応しつつ，しっかり電解質補正をしよう！

　リフィーディング症候群による臓器障害は多岐にわたるため，臓器ごとの対応については本稿では割愛します．電解質異常については，厳密な管理が必要となることが少なくないため，重症度によってはICUやHCUでモニタリングをしながら，表5～7を参考に補正をしましょう．

おわりに

　今回はリフィーディング症候群の病態・リスク・マネジメントについて学んでいただきました．まずは担当患者のリスクを評価し，高リスクであれば予防を行いましょう．診療科にかかわらず遭遇する可能性があり，なおかつ致命的になりうる病態ですので，しっかりと対応できるようにしておきましょう．

表5 低リン血症の補正

血清リン濃度	投与方法/投与例
正常〜軽度低下 (2.3〜3.0 mg/dL)	経口 0.9 mEq/kg/日 ホスリボン®（1包あたりP 9.6 mEq含有）
中等度低下 (1.6〜2.2 mg/dL)	静注 1.8 mEq/kgを6時間かけて投与 リン酸二カリウム注 20 mEq（K 20mEq，P 20 mEq），または リン酸ナトリウム補正液 0.5 mmol/mL（Na 15 mEq，P 10 mEq）
重度低下 (〜1.6 mg/dL)	静注 3.0 mEq/kgを6時間かけて投与後， 中等度低下の静注投与例を参照

文献6を参考に作成.

表6 低マグネシウム血症の補正

血清マグネシウム濃度	投与方法/投与例
軽度〜中等度低下 (1.2〜1.7 mg/dL)	1.0 mEq/kg/日を24時間以上かけて投与後， 0.5 mEq/kg/日を5日間投与 経口の場合：酸化マグネシウム（1 g中Mg 48 mEq含有） 静注の場合：硫酸マグネシウム補正液 1 mEq/mLを1A 　　　　　　（Mg 20 mEq）
重度低下 (〜1.2 mg/dL)	静注 48 mEq（硫酸マグネシウム補正液 1 mEq/mLを約2A） を6時間かけて投与後，軽度〜中等度低下に準じて投与

文献1を参考に作成.

表7 低カリウム血症の補正

血清カリウム濃度	投与方法/投与例
正常〜軽度低下 (3.0〜3.5 mg/dL)	経口 40〜100 mEq/日投与 塩化カリウム徐放錠（1錠8 mEq含有），アスパラカリウム散
中等度低下 (2.5〜2.9 mg/dL)	経口と静注 経口：1日40〜100 mEq/日 静注：10〜40 mEq/時間，塩化カリウム 20 mEq＋生食500 mL混 　　　注し3時間で投与
重度低下 (〜2.5 mg/dL)	経中心静脈補充：10〜40 mEq/時間 患者の心電図やカリウム値を密に監視する

文献7を参考に作成.

引用文献

1）Mehanna HM, et al：Refeeding syndrome：what it is, and how to prevent and treat it. BMJ, 336：1495-1498, 2008（PMID：18583681）
　↑リフィーディング症候群を学ぶうえで必読のレビュー.

2）Reuler JB, et al：Current concepts. Wernicke's encephalopathy. N Engl J Med, 312：1035-1039, 1985（PMID：3885034）

3）Aubry E, et al：Refeeding syndrome in the frail elderly population：prevention, diagnosis and management. Clin Exp Gastroenterol, 11：255-264, 2018（PMID：30022846）
　↑高齢者のリフィーディング症候群についての論文. リスク評価とマネジメントがセットとなっているため，理解しやすい.

4）The National Institute for Health and Care Excellence：Nutrition support for adults：oral nutrition support, enteral tube feeding and parenteral nutrition. 2006
https://www.nice.org.uk/guidance/cg32
↑有名なNICEのガイドライン．ポイントがコンパクトにまとまっています．

5）Irish Society for Clinical Nutrition & Metabolism：IrSPEN GUIDELINE DOCUMENT No.1：Prevention and Treatment of Refeeding Syndrome in the Acute Care Setting. 2013
https://www.irspen.ie/wp-content/uploads/2014/10/IrSPEN_Guideline_Document_No1.pdf
↑アイルランド栄養代謝学会のガイドライン．NICEよりもさらに細かいリスク分類を提唱．

6）Yu ASL & Stubbs JR：Hypophosphatemia：Evaluation and treatment. UpToDate, 2022

7）Mount DB：Clinical manifestations and treatment of hypokalemia in adults. UpToDate, 2021

Profile

和才直樹（Naoki Wasai）

板橋中央総合病院 総合診療内科
リフィーディング症候群はどの診療科であっても出会う可能性があり，衣食住の要素の1つである"食"の部分が関連する生命を左右する重要な疾患であります．
医療従事者がしっかりと情報を拾い上げることで予防・対応できる症候でもあるため，皆様の理解や実践の助けとなれば幸いです．

安本有佑（Yusuke Yasumoto）

板橋中央総合病院 総合診療内科
和歌山県出身，鳥取大学医学部卒業．島根県松江市立病院で初期研修，練馬光が丘病院で後期研修後，板橋中央総合病院に赴任．帝京大学公衆衛生学講座修士課程を卒業し，板橋中央総合病院では総合診療専門研修のプログラムディレクターを務める．
「都内急性期病院におけるExtensivistの育成に力を注いでいます！ぜひ一度当院へ見学にお越しください！」

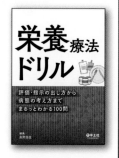

【各論】

敗血症で低栄養がある場合の
ギモン

谷口幸裕，島田侑祐

はじめに

　　　敗血症は「感染に対する制御不能な宿主生体反応に起因した，生命を脅かすような臓器障害」と定義されます．敗血症を含む重症患者では，実は栄養療法の重要性が高いです．疾患の治療に目が行きがちで，栄養療法が後回しになっていないでしょうか．本稿では症例を用いて敗血症への具体的な栄養療法を提示します．

> #### 症例
>
> 　85歳女性，身長150 cm，体重50 kg（BMI 22）．2型糖尿病で近医に通院中である．受診前日から発熱と悪寒があり，翌日には意識障害も認めたため，救急搬送された．来院時，血圧70/45 mmHg，脈拍数130回/分で急性腎盂腎炎に伴う敗血症性ショックの診断となり，抗菌薬投与，中心静脈カテーテル留置，気管挿管のうえでICUに入室した．入室時，ノルアドレナリン0.15 γで平均動脈圧（mean atrial pressure：MAP）65 mmHgを維持するような状態であった．あなたは指導医とともにこの患者さんの主治医を任された．

　　　敗血症性ショックでICU入室となった1例です．各種オーダー，人工呼吸器の設定までは終わりました．では栄養療法についてはどうすべきでしょうか．このような重症患者における栄養療法を考えてみましょう．

1　栄養療法の開始

●質問1：栄養投与経路の選択は？

> ●消化管が使えればENが第一選択！ 低栄養で目標エネルギー達成が難しい場合は
> overfeedingを避けつつSPNを考慮．

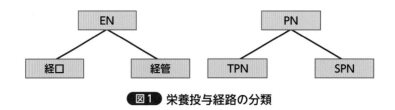

図1 栄養投与経路の分類

　経腸栄養（enteral nutrition：EN）が第一選択となります．ENとしては経口摂取，経管栄養があり，ENができない場合は，静脈栄養（parenteral nutrition：PN）を考慮します〔PNには中心静脈栄養（TPN）と末梢静脈栄養（PPN）がありますが，本稿ではTPNを前提とします〕．ENだけでは必要エネルギーが補えない場合には，EN＋補充的静脈栄養（supplemental parenteral nutrition：SPN）も考慮します（図1）．海外のガイドライン[1, 2]では早期EN，そのなかでも経口摂取を第一に推奨していますが，気管挿管中の患者さんは経口摂取が不可能なので，その場合は経管栄養を選択します．EN，PN，EN＋SPNについて，どう選んでいけばよいか解説します．

❶ EN vs. PN

　消化管が使用できないとき（コントロール不良のショック，腸管虚血，腸閉塞，消化管出血など）にはPNを考慮します．ENとPNを比較した大規模RCTとしてCALORIES trial[3]，NUTRIREA-2 trial[4] があり，いずれも死亡率や感染症発生率に有意差はありませんでした．PNにはカテーテル関連血流感染やbacterial translocationのリスクがあり〔**「基本的な栄養投与方法決定についてのギモン」**（p.1176 ～）参照〕ASPEN/SCCM（米国静脈経腸学会/米国集中治療医学会）ガイドライン[1] のメタアナリシスではENで有意に感染症が少なくENが推奨されていること（エビデンスレベルは低い）からも，**現状では消化管が使用可能な患者さんに対してはENを優先することが望ましいです．**

❷ EN vs. EN＋SPN

　SPNは，消化管不耐性や経口摂取不良などで，ENのみでは十分にエネルギー摂取できないときに考慮しますが，エビデンスは確立していません．両者を比較した最も大規模なRCTであるEPaNIC trial[5] ではSPNを行ってもアウトカムは改善せず，逆にICU滞在期間や新規感染症発症が有意に増加し，最初1週間はSPNを行わなくてよい可能性が示唆されました．

　この原因として，EN＋SPNで1日の目標エネルギー量が30 kcal/kg以上と多く，**overfeeding**をもたらしたことが考えられています．overfeedingとは，内因性エネルギー供給と外因性エネルギー供給の総和が安静時エネルギー消費量（resting energy expenditure：REE）を超えた状態であり，グルコース毒性や栄養ストレス（オートファジー障害など）といった代謝性有害事象が生じるといわれ[6]（図2），これによる死亡率増加は他研究でも示唆されています[7]．ただし，EPaNIC trialを含めた多くの試験ではBMI＜17や低栄養患者が除外されており，高齢者にあてはめられない可能性があります．これらを踏まえる

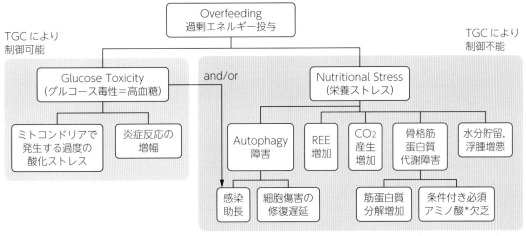

図2 overfeeding が惹起する代謝性有害事象
TGC：tight glycemic control（140 〜 180 mg/dL 程度の血糖管理）
文献 8 より引用.

と，SPN は低栄養患者で EN での目標エネルギー達成が難しい際に overfeeding を避けつつ考慮するのが妥当です.

 ここがポイント
　　カテーテル関連血流感染や bacterial translocation のリスクを考慮すると，EN が第一選択.

● 質問2：栄養療法はいつから開始すべきか？

● 48時間以内の開始が推奨！

　早期 EN は死亡率，感染合併症，入院期間を改善するとされ，各ガイドライン[1, 2] では 48 時間以内の開始を推奨しています. EN ができない場合の PN の開始時期は明確な指標がない状況ですが，ガイドラインでは低栄養患者において早期の積極的 PN を考慮することが提唱されています[2].

● 質問3：昇圧薬が使用されている場合の EN の開始時期は？

● 制御下のショックなら早期 EN を実施可能！ 消化器症状等を観察しよう.

　昇圧薬使用下でも，制御下のショックであれば EN は開始可能です. ショック時に EN を行う際の懸念は非閉塞性腸管虚血（non-occlusive mesenteric ischemia：NOMI）の発症です. EN 中は腸管血流が増加しますが，ショック・昇圧薬使用下では血流増加が不十分になることが原因と考えられます. これについて，国内外の各ガイドライン[1, 2, 9] を見

表	各ガイドラインにおけるショック時のEN開始時期
ASPEN/SCCM 2016	カテコラミン投与下でもMAP＜50 mmHgが持続する状態や，血行動態を維持するためにカテコラミン増量を要する状態では，EN開始を避ける
ESPEN 2019 （欧州静脈経腸栄養学会）	ショックがコントロールできない状況下ではEN開始を遅らせる 補液・昇圧薬でショックのコントロールがつきしだい，少量のENから開始してもよい
日本集中治療医学会 2016	高用量の昇圧薬投与，大量補液，輸血が必要な場合など，循環動態不安定な患者に対しては，蘇生されて血行動態が安定するまでEN開始を控える

文献1，2，9より作成.

ても，ショック時にいつからENを開始できるか明確な数的指標は打ち出されていません（表）．昇圧薬使用下のENとPNを比較した前述のNUTRIREA-2 trial[4] では，ノルアドレナリン0.56 γ投与下のENは消化管合併症の点から安全とはいえないとされました．また，本邦の後向き研究[10] では低用量（＜0.1 γ）または中用量（0.1〜0.3 γ）のノルアドレナリンを必要とする成人患者において，早期EN開始が後期EN開始と比較して28日死亡率の低下に有意に関連し，またNOMIの割合が同等であったと報告されました．あくまで後向き研究であり今後の研究が待たれますが，ガイドラインと照らし合わせても**制御下のショックであれば，消化器症状等を観察しながら慎重に早期ENを実施してよいと考えます**．

 ここがポイント

「ショック＝EN禁忌」ではない．ショックのヤマを超えたらEN開始を常に検討する．ノルアドレナリン減量などのショック離脱傾向かつ，ノルアドレナリン0.1〜0.3 γ未満程度が目安．

●質問4：ENは持続投与か？ 間欠投与か？

●はじめは少量持続投与から，消化管不耐性の問題がなければ間欠投与に切り替えよう．

ガイドラインでは持続投与での開始が推奨されています[2, 9]．ENで問題となるのは消化管不耐性です．消化管不耐性の例としては，EN開始後の下痢や嘔吐，嘔吐による肺炎があげられます．持続投与が間欠投与に比べて嘔吐やNOMIの増加につながるのかの結論は出ていませんが，下痢の減少にはつながるため，持続投与が推奨されています．ただし間欠投与はタンパク質合成量が増え，エネルギー目標達成も早いとの報告もあるので，エネルギー負債を増やさないためにもルーチンでの持続投与は避けるべきです．上記より**少量持続投与から開始して漸増し，問題なければ間欠投与に切り替えることが無難です**．

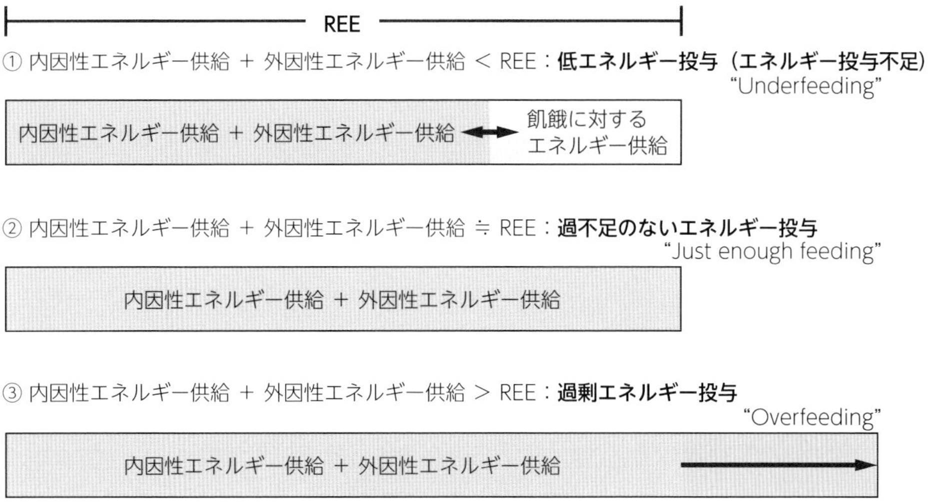

①内因性エネルギー供給 + 外因性エネルギー供給 ＜ REE：**低エネルギー投与（エネルギー投与不足）**
"Underfeeding"

①内因性エネルギー供給 + 外因性エネルギー供給 ← 飢餓に対する エネルギー供給

②内因性エネルギー供給 + 外因性エネルギー供給 ≒ REE：**過不足のないエネルギー投与**
"Just enough feeding"

内因性エネルギー供給 + 外因性エネルギー供給

③内因性エネルギー供給 + 外因性エネルギー供給 ＞ REE：**過剰エネルギー投与**
"Overfeeding"

内因性エネルギー供給 + 外因性エネルギー供給 →

図3 栄養投与量の概念
文献8より引用.

2 栄養療法の設計

●栄養投与量の概念（図3）

　重症患者では1日の必要エネルギー量REE（kcal）を体重（kg）× 25〜30で求めます[1]. 昨今，急性期にREEより少ない（60〜70％程度）エネルギー投与を行うpermissive underfeedingという戦略が提唱されています. エネルギーが多すぎても少なすぎても死亡率が上がりますが，REEの70％程度で最も死亡率が低下したとの後向き研究が知られ[11]，ESPENガイドラインでもこの戦略が推奨されています[2]. 一方，累積エネルギーバランスのマイナスが大きくなるとICU退室後の予後（例えば入院期間，転帰）が悪化するとした意見もあり，急性期から十分な栄養投与（80〜100％程度）を行うfull feeding（just enough feeding）が重要ではないかとする考えもあります[12]. overfeedingはREEより過剰なエネルギー投与と定義されます.

●質問5：permissive underfeedingとfull feedingどちらがよいか？

●状況に応じた使い分けが重要です.

　状況に応じた使い分けが重要です.
　ENに関してまず述べます. ASPEN/SCCMガイドライン[1]では，栄養不良を伴う患者では積極的ENを実施し，24〜48時間以内に目標エネルギー量を達成するfull feedingを推奨する一方で，栄養不良を伴わない場合ははじめの1週間はpermissive underfeedingでもかまわないとしています. また，ESPENガイドライン[2]でも同様の推奨となっているのに加え，栄養不良を伴わない患者で間接熱量計〔「経腸栄養剤と食形態のギモン」（p.1185〜）参照〕が使用可能であれば3日目以降にfull feedingを行い，使用できなけれ

ばはじめの1週間は計算式に基づく目標投与エネルギー量でのpermissive underfeedingを行うことを推奨しています。1週間を超えてくるとエネルギー負債が大きくなることが懸念されるため，それ以降はfull feedingをめざすように切り替えます。上記を踏まえると，まずはpermissive underfeedingで開始し，栄養不良を伴う患者さんや回復期では早期にfull feedingをめざし，栄養不良を伴わない患者さんでは状況に応じて増量していくことが重要です。ただし，overfeedingにはならないように注意が必要です。

PNに関しては，開始時期と同様に目標投与エネルギー量と推移設計は明確に定まっていないのが現状です。

●質問6：3大栄養素の1日量は？

> ●タンパク質は内因性の分解予防のため十分量の投与が推奨。overfeedingに注意！

3大栄養素のなかではタンパク質が非常に重要であり，タンパク質に絞って述べます。

重症患者では異化が亢進し，タンパク質の主たる貯蔵庫である筋肉が失われます。そのため，重症患者に対して，内因性のタンパク質分解を予防する目的で，外因性のタンパク質を十分に投与する試みが行われてきました。急性期に十分量のタンパク質投与を行うことで死亡率が低下するという研究結果から，ガイドラインでは1.2〜2.0 g/kg/日[1, 2, 9]の間で推奨されています。ただタンパク量達成のためにoverfeedingになることは避けるべきであり，最初3日間は0.8〜1.2 g/kg/日でよい可能性も示唆されています[13]。

本症例のその後

ICU入室後，栄養療法についてプランを立てた。

まず，消化管は使用可能であり，ENを第一選択とした。BMI 22と栄養不良は伴っておらず，また，間接熱量計を使用できないため，計算式（REE＝体重×25〜30）に基づいた適正エネルギー量を計算し，permissive underfeedingに基づき，目標エネルギー量を1,000 kcal（REEの70％），目標タンパク質投与量を60 g（1.2 g/kgで計算）と設定した。

治療開始翌日にはノルアドレナリンが0.1 γ以下まで漸減でき，EN開始可能と判断した。経鼻胃管にてメイバランス®1.0（エネルギー1.0 kcal/mL，タンパク質0.04 g/mL）を10 mL/時（エネルギー240 kcal/日，タンパク質9.6 g/日）で開始し，消化管不耐性や腹部症状を観察しながら連日10 mL/時ずつ増量した。EN開始6日目には設定目標エネルギー量をほぼ達成，治療も著効し昇圧薬は離脱，気管チューブ・経鼻胃管の抜管後ICUを退室した。リハビリを並行しながら経口摂取も十分量可能となり自宅退院となった。

■ おわりに

敗血症をはじめとした重症患者での栄養療法についてまとめました。重症疾患では，疾患の治療に目が行きがちですが，栄養療法も怠ってはなりません。本稿が少しでも皆様の診療の役に立つことを願います。

引用文献

1) McClave SA, et al：Guidelines for the Provision and Assessment of Nutrition Support Therapy in the Adult Critically Ill Patient：Society of Critical Care Medicine（SCCM）and American Society for Parenteral and Enteral Nutrition（A.S.P.E.N.）. JPEN J Parenter Enteral Nutr, 40：159-211, 2016（PMID：26773077）

2) Singer P, et al：ESPEN guideline on clinical nutrition in the intensive care unit. Clin Nutr, 38：48-79, 2019（PMID：30348463）

3) Harvey SE, et al：Trial of the route of early nutritional support in critically ill adults. N Engl J Med, 371：1673-1684, 2014（PMID：25271389）

4) Reignier J, et al：Enteral versus parenteral early nutrition in ventilated adults with shock：a randomised, controlled, multicentre, open-label, parallel-group study（NUTRIREA-2）. Lancet, 391：133-143, 2018（PMID：29128300）

5) Casaer MP, et al：Early versus late parenteral nutrition in critically ill adults. N Engl J Med, 365：506-517, 2011（PMID：21714640）

6) 寺島秀夫：侵襲急性期におけるエネルギー投与のパラダイムシフト —内因性エネルギー供給を考慮した理論的エネルギー投与法の提言—. 日本集中治療医学会雑誌, 20：359-367, 2013

7) Arabi YM, et al：Permissive underfeeding and intensive insulin therapy in critically ill patients：a randomized controlled trial. Am J Clin Nutr, 93：569-577, 2011（PMID：21270385）

8) 寺島秀夫：侵襲早期の静脈栄養の是非：その論争の真相. 外科と代謝・栄養, 50：111-126, 2016

9) 日本集中治療医学会重症患者の栄養管理ガイドライン作成委員会：日本版重症患者の栄養療法ガイドライン. 日本集中治療医学会雑誌, 23：185-281, 2016

10) Ohbe H, et al：Differences in effect of early enteral nutrition on mortality among ventilated adults with shock requiring low-, medium-, and high-dose noradrenaline：A propensity-matched analysis. Clin Nutr, 39：460-467, 2020（PMID：30808573）

11) Zusman O, et al：Resting energy expenditure, calorie and protein consumption in critically ill patients：a retrospective cohort study. Crit Care, 20：367, 2016（PMID：27832823）

12) Faisy C, et al：Impact of energy deficit calculated by a predictive method on outcome in medical patients requiring prolonged acute mechanical ventilation. Br J Nutr, 101：1079-1087, 2009（PMID：18778528）

13) Koekkoek WACK, et al：Timing of PROTein INtake and clinical outcomes of adult critically ill patients on prolonged mechanical VENTilation：The PROTINVENT retrospective study. Clin Nutr, 38：883-890, 2019（PMID：29486907）

参考文献・もっと学びたい人のために

1)「INTENSIVIST Vol.11 No.2 栄養療法アップデート 前編」（東別府直紀, 他／責任編集）, メディカル・サイエンス・インターナショナル, 2019

2)「INTENSIVIST Vol.11 No.3 栄養療法アップデート 後編」（東別府直紀, 他／責任編集）, メディカル・サイエンス・インターナショナル, 2019
　　↑集中治療医をめざす人にはオススメの本です！

Profile

谷口幸裕（Yukihiro Taniguchi）
練馬光が丘病院 総合救急診療科 総合診療部門
超急性期から慢性期, 在宅管理までさまざまな患者様の診療に取り組んでいます. 総合診療科に興味がある方, ぜひ見学にいらしてください.

島田侑祐（Yusuke Shimada）
練馬光が丘病院 総合救急診療科 集中治療部門
総合診療も集中治療もやりたい研修医・専攻医の先生, ぜひ当院へいらしてください.

【各論】

糖尿病で低栄養がある場合のギモン

藤井洋一，田丸聡子

はじめに

　糖尿病患者の栄養療法と聞くと，イメージするものは「食事制限」ではないでしょうか．実際に2型糖尿病は肥満を中心としたインスリン抵抗性が病態であり，世間では糖尿病予防のため，糖質制限やGI（glycemic index：食後血糖値の上昇度）の低い食品が注目されています．

　では，糖尿病患者は皆，「過栄養」なのでしょうか．実は糖尿病外来でフォローアップを受けている肥満度の高い糖尿病患者の7人に1人は低栄養のリスクがあります[1]．また高齢糖尿病患者において，低栄養があると入院期間が長くなり，病院で死亡する割合が2.7倍となり，自宅退院の割合が3分の1に低下しました[2]．このようなケースでは十分な栄養投与が不可欠であるとともに，高血糖になりやすく，管理が難しいです．適切な量・内訳の栄養摂取をしながら，血糖コントロールのために運動療法・薬物療法を行う必要があります．

1　糖尿病患者の栄養療法

症例

　2型糖尿病で通院しメトホルミン（メトグルコ®），テネリグリプチン（テネリア®），グリメピリド（アマリール®）を内服中の85歳女性．ADLは伝い歩き．誤嚥性肺炎の治療のため入院している．食事摂取量の低下があり，経鼻胃管を挿入して経腸栄養を行うことになった．身長155 cm，体重40.8 kg，BMI 18，Cr 0.5 mg/dL，HbA1c 10％．

　栄養剤は何をどれくらいの量で使用すべきだろうか？ また血糖コントロールはどのように行うべきだろうか？

●質問1：糖尿病患者の適切な投与エネルギー量は？

●年齢に応じた標準体重を参考に，個別化して考える！

　一般的に，糖尿病患者と非糖尿病患者で推奨エネルギー量に大きな違いはありません．しかし，過栄養と低栄養が混在する高齢者では個別の対応が求められます．簡便な指標であることからエネルギー計算にはBMIをよく用います[3]．日本人の2型糖尿病患者において総死亡率が最も低いBMIは20～25で，75歳以上の高齢者ではBMI 25以上でも死亡率の上昇はみられませんでした．以上から標準体重はBMI 20～25のなかで幅をもたせ，年齢やフレイル，身長の短縮などに応じて個別に調整する必要があります（表1）．

●質問2：タンパク質の投与量は？

●腎症がある場合は0.8 g/体重（kg）/日を下回らないタンパク制限食，そうでなければ1.2～1.5 g/体重（kg）/日（摂取エネルギー比率で15～20％相当）で！

　糖尿病患者で低栄養がある場合，タンパク質の投与量は，腎症の予防としてのタンパク質制限と，フレイル予防・改善のためのタンパク質摂取のどちらを優先するかが悩みどころです．

　「糖尿病診療ガイドライン」では，タンパク質摂取量が糖尿病性腎症発症のリスクとはならないものの，摂取エネルギー量の20％を超えるタンパク質摂取は長期的な安全は確認

表1　目標体重と総エネルギー摂取量の設定

〈目標体重（kg）の目安〉
総死亡が最も低いBMIは年齢によって異なり，一定の幅があることを考慮し，以下の式から算出する．
　65歳未満：[身長 (m)]^2×22
　65歳から74歳：[身長 (m)]^2×22～25
　75歳以上：[身長 (m)]^2×22～25※
　※75歳以上の後期高齢者では現体重に基づき，フレイル，（基本的）ADL低下，合併症，体組成，身長の短縮，摂食状況や代謝状態の評価を踏まえ，適宜判断する．

〈身体活動レベルと病態によるエネルギー係数（kcal/kg）〉
① 軽い労作（大部分が座位の静的活動）：25～30
② 普通の労作（座位中心だが通勤・家事，軽い運動を含む）：30～35
③ 重い労作（力仕事，活発な運動習慣がある）：35～
高齢者のフレイル予防では，身体活動レベルより大きい係数を設定できる．また，肥満で減量をはかる場合には，身体活動レベルより小さい係数を設定できる．いずれにおいても目標体重と現体重との間に大きな乖離がある場合は，上記①～③を参考に柔軟に係数を設定する．

〈総エネルギー摂取量の目安〉
総エネルギー摂取量（kcal/日）＝目標体重（kg）※※×エネルギー係数（kcal/kg）
※※原則として年齢を考慮に入れた目標体重を用いる．

日本糖尿病学会 編・著：糖尿病診療ガイドライン2019, p.35, 南江堂, 2019

されていないため，それ以下が妥当，としています[3]．一方で高齢者のフレイル・サルコ
ペニア予防におけるタンパク質摂取量については個別の視点が必要とされます．学会のコ
ンセンサスステートメントでは，「栄養バランスに配慮した比較的多めのエネルギーに加
え，十分なタンパク質を摂取する．ただし，腎機能障害を有する場合は，タンパク質摂取
量に制限を設ける」，とし図1のような目安を設定しています[4]．

●質問3：経腸栄養剤の選択は？

●糖尿病用の経腸栄養剤を用いると血糖コントロールが楽かも！

　糖質制限経腸栄養剤（グルセルナ®，インスロー®など）は糖質の割合を抑え食物繊維を
配合するなど高血糖に配慮した組成となっています．グルセルナ®を用いた臨床試験では，
2型糖尿病患者において標準栄養剤と比較し血糖値やインスリン処方量について有用性が
示されています[5]．一方で死亡率や入院期間に対してのエビデンスはありません．

　また，患者さんごとにタンパク質摂取量を設定すると，経腸栄養剤単体の投与では不十
分なことがあります．都度タンパク質の投与量を計算し，ブイ・クレス®などの補助食品
で補うようにしましょう．

```
━━━ 低タンパク質食を新規に実施する場合 ━━━

   ━━━ 低タンパク質食の実施を検討する症例 ━━━
   ・GFR 30〜45 mL/min/1.73 m²
       顕性アルブミン尿を有する症例
         正常〜微量アルブミン尿で
       進行性に腎機能低下する症例
   （進行性の目安：−3〜5 mL/min/1.73 m²/ 年以上）
   ・GFR 30 mL/min/1.73 m² 未満

※体重：目標体重      タンパク質摂取量       ※エネルギー摂取量は
                0.6〜0.8 g/ 体重 kg/ 日    30〜35 kcal/ 体重 kg/ 日を確保

   ※高齢者，特にサルコペニア，フレイルまたはそのリスクがある症例や，
    75 歳以上の高齢者では，原則としてタンパク質摂取量は個別に設定するが，
    低タンパク質食を実施する場合，0.8 g/ 体重 kg/ 日を下回らない
```

```
━━━ 低タンパク質食を実施しない場合（全ての病期に適応）━━━

※体重：目標体重      タンパク質摂取量
                1.3 g/ 体重 kg/ 日未満

   ※サルコペニア / フレイルあるいはそのリスク（＋）
    GFR≧60 mL/min/1.73 m² であれば 1.5 g/ 体重 kg/ 日まで許容
```

図1 タンパク質摂取量の目安

日本糖尿病学会コンセンサスステートメント策定に関する委員会：糖尿病患者の栄養食事指導―エ
ネルギー・炭水化物・タンパク質摂取量と栄養食事指導. 糖尿病，63（3）：98，2020
GFR：糸球体濾過量.

【症例の栄養療法】

栄養投与計画：目標体重は60 kg（BMI 25相当），エネルギー係数は30 kcal/kgとし
　　　　　　　1,800 kcal/日の投与エネルギー量，タンパク質は72〜90 g/日を目標
栄養剤の処方：グルセルナ®REX　1回600 mL　1日3回（朝，昼，夕）各2時間かけて
　　　　　　　ブイ・クレス®CP10を昼に1本
実投与エネルギー量：1,880 kcal，タンパク質85 g（18 %），脂質100g（48 %）

● 経口栄養時の注意点：エネルギーは本当に足りている？

　　434人の糖尿病を合併した入院患者の食事摂取量を4日間観察したところ，平均必要エネルギー量2,100 kcalに対して平均800 kcal程度しか摂取していなかったという観察研究があります[6]．

　　原因としては，食思不振や嗜好など患者要因が42.4 %にのぼりました（表2）．食事をオーダーし血糖推移を確認するだけでなく，実際に必要量を摂取できているのか確認し，介入可能な要因を探っていくことが大切です．せっかく入院中に血糖コントロールを落ち着けても，退院後食事量が大幅に変化することで，再度薬物療法の大幅な調整が必要となります．管理栄養士による栄養指導は包括的な血糖コントロールに有効で，糖尿病の発症早期からのくり返しの介入が血糖コントロールの改善に有効である[4]とされています．入院中は栄養指導と合わせて食事内容の調整も，管理栄養士と積極的に相談する必要があります．

 ここがピットフォール

　　エネルギー計算をし，オーダーした後，実際に食べている量を確認しよう！

表2 糖尿病患者の食事摂取量が不十分な理由

	頻度（%）		頻度（%）
患者関連の問題	**42.2**	**病気に関連した問題**	**15.1**
患者自身が満腹感を感じている	22.6	疲れて食べられない，眠い	5.7
食欲がない	9.2	嘔気・嘔吐・気分の悪さ	5.6
見た目・味・匂いが好みではない	9.0	咀嚼・嚥下障害	1.8
その他	1.4	疼痛	1.7
治療関連の問題	**32.6**	味がよくわからない	0.4
絶食の指示を受けている	19.5	**看護師またはフードサービス関連**	**1.9**
（検査等で）食事の時間に部屋にいない	12.8	食事に介助が必要	0.6
その他	0.6	トレーに手が届かない	0.5
		食品の温度の問題	0.4
		頼んだものと違う食事が来た	0.3
		その他	**8.3**
		理由なし	6.9
		理由を伝えられない	1.4

「食べられない」は医学的にも多彩な鑑別があるが，意外な理由
が隠れていることがある．なぜ食べられないか，確認してみよう．
文献6より作成．

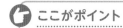

2 血糖コントロール

●質問4：血糖コントロールの目標は？

> ●140〜180 mg/dLを目標とし，低血糖に注意する！

> 📌 **ここがポイント**
> ....
> しっかり食べてもらったうえで，血糖コントロールは腕の見せどころ！

　血糖の正常値は空腹時で70〜109 mg/dLとされています．一方でインスリン・血糖降下薬などを使用する場合や，食事摂取が安定しない状況では，医原性に低血糖をきたす可能性があります．厳密な血糖コントロールは重度の低血糖の発症リスクを高めることがわかっており，米国糖尿病協会（ADA）のガイドラインでは入院中の高血糖を140 mg/dL以上，低血糖を70 mg/dL以下と定義し，180 mg/dL以上が持続的に続く場合にインスリンによる血糖コントロールを推奨しています[7]．

●質問5：急性期はインスリンがいい？ 経口血糖降下薬がいい？

> ●インスリンを，患者さんに合わせて使う！

　まず，糖尿病の病型を確認することが重要です．1型糖尿病などインスリン依存の場合には，基礎インスリンの投与が不可欠です．入院患者の血糖コントロールは基本的にはインスリンを使用することが推奨されています[8]．その投与方法や量は，患者さんや血糖値によって異なります（図2）．スライディングスケールが使われていることが非常に多いですが，これは血糖上昇があった後に血糖を下げる治療であり，厳密な血糖コントロールは困難であるため単独の使用は推奨されません[7]．比較的軽度の高血糖患者ではスライディングスケールが適している場合もありますが，現実的には数日間の使用に留め，血糖値の推移をみて強化インスリン療法への切り替えや経口血糖降下薬を適宜調整するべきです．責任インスリンの考え方など投与量の細かい調節については成書を参照してください．

　経口血糖降下薬は，軽度の高血糖患者に有用で，実際に入院患者で広く使用されています．DPP-4阻害薬は忍容性が高く，低血糖の頻度も少ないです[8]．低血糖に関して安全に使用できる点ではメトホルミンやGLP-1受容体作動薬なども候補としてあがりますが，高齢者や低栄養の患者さんでは副作用の消化器症状による食事量の低下が懸念されます[8]．重度の糖尿病患者（HbA1c 9％以上）以外での一般病棟における強化インスリン療法と比較し，DPP-4阻害薬＋基礎インスリン療法は血糖コントロールにおいて劣らないことも示されています[9]．食事量が安定した段階で，退院を見越してDPP-4阻害薬の導入，調整を行いましょう．

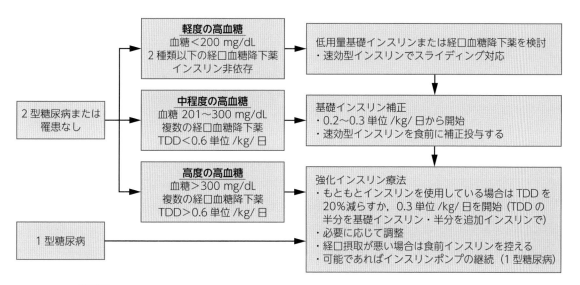

図2　インスリン投与戦略の例

TDD：total daily dose（1日のインスリン必要量）
低血糖リスクのある患者さん（フレイル，高齢者，急性腎障害）では，開始量を0.15単位/kg/日
（基礎インスリンのみ）またはTDD 0.3単位/kg/日（基礎＋追加分）に減量する.
文献8より作成.

【症例の血糖コントロール】
・経腸栄養の間欠投与に対して，栄養投与前＋眠前で強化インスリン療法を開始.
・TDDは0.3単位/kg/日で12単位/日とする.
・薬剤の処方：インスリン　ヒト（ヒューマリン®R）各食直前 2単位 皮下注
　　　　　　　　インスリン　グラルギン（ランタス®）眠前 6単位 皮下注

● 質問6：持続栄養（経腸／経静脈）投与中の血糖コントロールはどうしたらよいですか？

● 持効型インスリンや超速効型インスリン持続静注，経静脈栄養ならインスリンの混注が選択肢となる！

　持続栄養投与中はより高血糖になりやすく，血糖コントロールが難しくなる一方で，高用量のインスリンが必要となり，栄養の急な投与中止などによる低血糖のリスクも高まります．持効型インスリンを中心にインスリンの調整を行い，コントロールが難しければ超速効型インスリンの持続静注を考慮します．経静脈的に栄養を投与する場合には，ブドウ糖5〜10gあたり超速効型インスリン1単位を点滴バッグ内に混注する方法があり，安全で効果的であるとされます[10]．インスリン持続静注は上記を試してもコントロール不良の場合や，DKA（diabetic ketoacidosis：糖尿病性ケトアシドーシス）やHHS（hyperosmolar hyperglycemic syndrome：高血糖高浸透圧症候群）など高血糖緊急症の初療時に選択されますが，低血糖リスクが高く，頻回の血糖・電解質のフォローが必要となるため，主

に重症病棟での使用としましょう.

●ステロイド投与中の血糖コントロール
(同じステロイドでも種類によっては作用時間が違うことに注意！)

　ステロイドの副作用として高血糖，ステロイド誘発性糖尿病があります．高齢者においてステロイドの使用は糖尿病リスクを2.31倍高めるとされ，血糖コントロールは重要な課題です[11]．ステロイドによる高血糖はインスリン抵抗性が主体であり，ステロイドの種類によっても高血糖の持続時間に差があります．具体的には，高血糖の発現には投与後4時間ほどかかり，プレドニゾロンなどの短時間作用型であれば夕食後には改善しますが，デキサメタゾンなどの長時間作用型のステロイドではその2倍以上高血糖が持続することがあります．以上を踏まえながら血糖推移を予想していきます．エビデンスは限られますが，DPP-4阻害薬，メトホルミン，中間型インスリンなどが安全で効果的な治療法としてあげられます[3]．

おわりに

　糖尿病患者に対する栄養療法には明確な正解がありませんが，十分なサポートをすることで数週間後，数カ月後に実を結ぶケースをたびたび経験します．最も大事なポイントは，「十分な摂取エネルギー量」と「適切なインスリン投与」です．インスリンの詳しい使い方や低血糖時の対応をセットで勉強するため，レジデントノート2023年3月号[12]をあわせて参照してください.

引用文献

1）Vural Keskinler M, et al：The Frequency of Malnutrition in Patients with Type 2 Diabetes. Medeni Med J, 36：117-122, 2021（PMID：34239763）
　↑2型糖尿病患者の低栄養の頻度.

2）Sanz-París A, et al：Application of the new ESPEN definition of malnutrition in geriatric diabetic patients during hospitalization：A multicentric study. Clin Nutr, 35：1564-1567, 2016（PMID：26997334）
　↑ESPENの低栄養定義の観察研究.

3）「糖尿病診療ガイドライン2019」（日本糖尿病学会/編著），南江堂，2019

4）日本糖尿病学会コンセンサスステートメント策定に関する委員会：糖尿病患者の栄養食事指導—エネルギー・炭水化物・タンパク質摂取量と栄養食事指導. 糖尿病，63：91-109，2020

5）Mesejo A, et al：Diabetes-specific enteral nutrition formula in hyperglycemic, mechanically ventilated, critically ill patients：a prospective, open-label, blind-randomized, multicenter study. Crit Care, 19：390, 2015（PMID：26549276）
　↑糖質制限経腸栄養剤のRCT.

6）Modic MB, et al：Do We Know What Our Patients With Diabetes Are Eating in the Hospital? Diabetes Spectrum, 24：100-106, 2011
　↑入院患者の食事摂取量の観察研究.

7）American Diabetes Association：14. Diabetes Care in the Hospital：Standards of Medical Care in Diabetes-2018. Diabetes Care, 41：S144-S151, 2018（PMID：29222385）
　↑ADAのガイドライン.

8） Pasquel FJ, et al：Management of diabetes and hyperglycaemia in the hospital. Lancet Diabetes Endocrinol, 9：174-188, 2021（PMID：33515493）
　↑入院患者の糖尿病に関するLancetの総説.

9） Pasquel FJ, et al：Efficacy of sitagliptin for the hospital management of general medicine and surgery patients with type 2 diabetes（Sita-Hospital）：a multicentre, prospective, open-label, non-inferiority randomised trial. Lancet Diabetes Endocrinol, 5：125-133, 2017（PMID：27964837）

10） Laesser CI, et al：Management of Glucose Control in Noncritically Ill, Hospitalized Patients Receiving Parenteral and/or Enteral Nutrition：A Systematic Review. J Clin Med, 8：935, 2019（PMID：31261760）
　↑経腸/経静脈栄養投与中の高血糖管理のレビュー.

11） Wallace MD & Metzger NL：Optimizing the Treatment of Steroid-Induced Hyperglycemia. Ann Pharmacother, 52：86-90, 2018（PMID：28836444）
　↑ステロイド高血糖の管理のレビュー.

12）「レジデントノート2023年3月号 救急・病棟でデキる！糖尿病の診かたと血糖コントロール」（三澤美和/編），羊土社，2023

Profile

藤井洋一（Yoichi Fujii）

練馬光が丘病院 総合救急診療科 総合診療部門
内科専攻医3年目です. 自分にとって「食べる」ことは，レジリエンスを高める手段として小動物と触れ合うことと同じくらい大切です（轆轤（ろくろ）体験にも可能性を見出しつつあります）. 休みの日には美味しいものを食べましょう.

田丸聡子（Satoko Tamaru）

練馬光が丘病院 総合救急診療科 総合診療部門
練馬光が丘病院のスタッフになり2年目，医師として7年目となりました. しっかりした内科力を基盤とした総合診療科で，研修医，専攻医の先生たちに刺激をもらいながら，ともに学び，楽しく毎日働いています. 仕事で疲れたときはおいしいご飯を食べて，よく寝て，次の日からまた頑張りましょう.

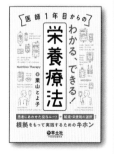

【各論】

血液透析患者の栄養療法のギモン

髙野敬佑，北村浩一

はじめに

　血液透析患者（以下，透析患者）の食事，というと厳格な制限食のイメージがあるかもしれません．確かに制限が必要な部分もありますが，透析を含む腎代替療法を開始する前段階である，「保存期の腎不全」の食事とは内容が異なります．また，透析患者の高齢化に伴い低栄養が問題となっており，食事制限を解除して食事摂取量の改善を優先することもあります．本稿では，目の前の透析患者に最適な栄養療法を行うための基礎知識を解説します．

1 透析患者の標準的な栄養療法

　まずは，透析患者の標準的な栄養療法の基準を示します（表1）．

●質問1：保存期腎不全の栄養療法と異なる点は何ですか？

●タンパク質の制限は極端には行わずに，十分量の摂取を推奨します．

表1　透析患者の食事療法基準

エネルギー (kcal/kg/日)	タンパク質 (g/kg/日)	塩分（g/日）	水分	カリウム (mg/日)	リン（mg/日）
30〜35[※1,2]	0.9〜1.2[※1]	＜6[※3]	できるだけ少なく	≦2,000	≦たんぱく質×15

※1 体重は基本的に標準体重（BMI＝22）を用いる．
※2 性別，年齢，合併症，身体活動度により異なる．
※3 尿量，身体活動度，体格，栄養状態，透析間体重増加を考慮して適宜調整する．
文献1より引用．

　透析導入前の保存期腎不全の状態では，腎機能障害の進行を抑えるために，タンパク質の摂取の制限を行うことがあります．しかし，透析を開始した患者さんではタンパク質の摂取の制限は行わずに，0.9 〜 1.2 g/kg程度の十分なタンパク質を摂り，総エネルギー量も30 〜 35 kcal/kg/日程度と，十分量摂取することが推奨されます．

　これは，透析患者はタンパク質・エネルギー不足となるリスクが高いからです．血液透析により回路中にタンパク質やアミノ酸を喪失してしまうことが理由の1つです．また，**透析患者は腎疾患のない健常者に比べて基礎エネルギーの消費量が高いです**[2]．これらを食事から十分に摂取できないと，筋肉や脂肪がエネルギー源として消費されてしまい，サルコペニアや，後述するPEW（protein enegy wasting）という状態になります．

● 質問2：塩分・水分は制限が必要ですか？

●塩分は6 g/日未満に，水分摂取はできるだけ少なくします．

　透析患者は高血圧を合併していることが多く，塩分の摂取量は6 g/日未満が目標とされています．尿量が低下している透析患者では，塩分摂取量が増えるに従い体液量も増えてしまい，結果的に1回の透析での除水量が多くなってしまいます．**除水量が多いほど死亡リスクが上昇するため**[3]，注意が必要です．同様に，水分摂取も多いと透析間の体重増加につながるため，なるべく少なくすることが推奨されています．体格や尿量にもよりますが，飲水量は700 〜 1,000 mL/日程度に制限します．

　ただし，塩分摂取に関しては，表1をみると「尿量，身体活動度，体格，栄養状態，透析間体重増加を考慮して適宜調整する」という但し書きがあります．残腎機能があり尿量が保たれている患者さんや発汗の多い患者さんでは，その分の塩分喪失が多くなりますし，体格が大きい患者さんにおいては塩分6 g/日未満では摂取量が不十分となることがあります．**透析間の体重増加が少ない場合にも生命予後は悪化します**[3]（後述）．また，塩分摂取の低下に伴いほかの栄養素の摂取量も減少し[4]，低栄養の原因となります．

● 質問3：ほかに注意する栄養素はありますか？

●カリウム・リンの摂取量も適度に制限します．

　透析患者はカリウムの排泄能が低下しており，高カリウム血症となるリスクがあります．そのため，**カリウムは2,000 mg/日以下**が摂取量の基準とされています．注意すべきは，透析前の血清カリウム値は死亡率とU字型の関係があり，**低くても高くても死亡リスクが上昇してしまう**という点です[5]．そのため過度な制限も避ける必要があり，**透析前の血清カリウム値が4.5 〜 5.5 mEq/L**となるように摂取量を調整します．

　また，透析患者ではリンの排泄能も低下しています．**高リン血症は血管石灰化や骨代謝異常と関連し，生命予後が悪化します．**現在はCKD-MBD（chronic kidney disease-mineral and bone disorder）という全身病態として認識されています（文献6，7が参考になります）．食品中のリンは，タンパク質1 gにつき約15 mg含まれています．タンパク質の

摂取も担保する必要があるため，リンの摂取はタンパク質摂取量×15 mg/日以下にするように推奨されています．また，高リン血症を避けるために，鶏肉などのリン/タンパク質比が少ない食品や，無機リンに比べて吸収率の低い有機リンを多く含む食品（植物性食品の納豆や豆腐など）を選ぶといった工夫が必要です．なお，週3回の血液透析だけではリンの除去に限界があることも認識しておく必要があります．食事療法のみでの管理に拘らず，必要時はリンの吸着剤なども使用します．

2 透析患者の低栄養

　透析患者は低栄養のハイリスク群です．透析患者の高齢化に伴い，特に問題視されるようになりました．食事摂取量の低下・不適切な食事内容は主要な原因の1つです．それ以外にも，尿毒症・代謝性アシドーシスや，炎症性サイトカイン，内分泌異常，消化管の運動・吸収低下，急性・慢性疾患の合併，透析関連因子（透析回路からの栄養素の喪失，不十分な透析など），身体活動度の低下，抑うつ・認知機能低下など，さまざまな要因で低栄養が生じます[2, 8]．低栄養は生活の質を下げるだけでなく，生命予後を悪化させます．低栄養に対する介入のなかで，栄養療法は比較的簡単に実施でき，かつ効果も大きいので，ぜひ実践できるようにしましょう．

● 質問4：透析患者の低栄養をどのようなときに疑いますか？

> ● 急性疾患の合併時や透析導入期に注意し，日常診療では体重・血液検査の変化に着目します．

　透析患者の低栄養を疑う契機として，以下のようなものがあります．

❶ 急性疾患の合併

　何らかの感染症や心不全などの急性疾患を発症した際に，食事摂取量の低下や異化の亢進により，低栄養となる危険が高まります．

❷ 透析導入期

　保存期腎不全においては腎障害の進行を抑えるための食事制限や尿毒症も相まって，導入時点では低栄養となっていることがあります．導入期の低栄養は，導入後の短期的な生命予後不良と関連します[9]．

❸ BMI低値，透析間の体重増加が少ない，食事摂取量の低下

　BMIは痩せの指標にもなります．また，透析間の体重増加は食事や水分の摂取量を反映します．もちろん透析導入期などで，ある程度残腎機能が保持され自尿が保たれていれば，透析間の体重増加が少なくなることもあります．しかし，自尿がなく，下痢や発汗などの体液喪失がないにもかかわらず体重増加が少なければ，栄養摂取が不十分な可能性があります．

❹ 血液検査での異常

透析患者でもアルブミンやコレステロール，プレアルブミンなどは栄養状態の指標となり，低値であった場合，低栄養の可能性があります．また，意図せずに遷延する低カリウム血症や低リン血症を認めた場合も，低栄養を疑うことが重要です．

●質問5：血液透析患者の低栄養の指標はありますか？

●PEW（protein energy wasting）という概念があります．

PEWは，2008年にInternational Society of Renal Nutrition and Metabolism（IS-RNM：国際腎栄養代謝学会）により提唱された用語で，体のタンパク質を喪失し，筋肉量・脂肪が不足した病態と定義されています[10]．診断基準は生化学検査，体格，筋肉量，食事摂取量の4つのカテゴリーからなります（表2）．

基準を満たした場合には，より積極的な栄養療法が必要と考えられます．しかし，日本人透析患者の場合，血清アルブミン3.8 g/dLやBMI 23未満は多くの患者さんが満たしてしまうため，日本人に合った基準値の見直しが求められています．

そのほかの評価指標として，本邦の透析患者のデータを用いて開発されたNRI-JH（nutritional risk index for Japanese hemodialysis patients）があります[11]．BMIと，血清アルブミン・クレアチニン・総コレステロールの値によりスコアリングを行い，低・中・高の3段階にリスク分類します．高リスクの場合，1年後の死亡リスクは低リスクの3.9倍になります．

表2　PEWの診断基準

項目	条件
① 生化学検査	・血清アルブミン値3.8 g/dL未満 ・血清プレアルブミン値30 mg/dL未満（CKDステージ2〜5の場合GFR値により異なる） ・血清コレステロール値100 mg/dL未満
② 体格	・BMIが23未満 ・意図しない体重の減少（3カ月間で5％ないし6カ月間で10％以上） ・体脂肪率が10％未満
③ 筋肉量	・筋肉量の減少（3カ月間で5％ないし6カ月間で10％以上） ・上腕筋周囲長の減少（基準値の50パーセンタイル以内で10％以上の減少） ・クレアチニン産生速度の低下
④ 食事摂取量	・意図しないタンパク質摂取量の低下〔0.80 g/kg/日未満（CKDステージ2〜5の場合0.60 g/kg/日未満）が少なくとも2カ月間続く〕 ・意図しないエネルギー摂取量の低下（25 kcal/kg/日未満が少なくとも2カ月間続く）

条件を1つ以上満たす項目が3つ以上存在した場合，PEWと診断される．
BMI：body mass index，PEW：protein-energy wasting
文献10より引用．

●質問6：低栄養状態での食事はどうしたらよいですか？

●厳密な透析食よりも，嗜好に合わせた食事内容での摂取量の増加を優先させます．
食事摂取が十分に保てなければ，投与する栄養の形態の変更も検討します．

　まずは食思不振などの食事摂取を妨げる要因がないか確認します．食思不振の要因としては，急性期疾患（感染症など），悪性腫瘍，電解質異常や薬剤性などがないか確認します．
　その後に食事内容を再考します．透析食は塩気が少なく，味覚変化を伴っていることも多い透析患者では，食思不振を助長してしまう可能性があります．その場合，塩分制限を解除するのは1つの手段です．梅干しや海苔の佃煮などを付加するのもよいでしょう．病院が採用している栄養補助剤（テルミール®やメイバランス®など）を患者さんの嗜好に合わせて付加することも選択肢となります．
　それでも食事摂取が進まなければ，患者さんと相談して経管栄養や経静脈栄養を検討します．海外のガイドラインからの引用ではありますが，図のフローチャートが参考になります．

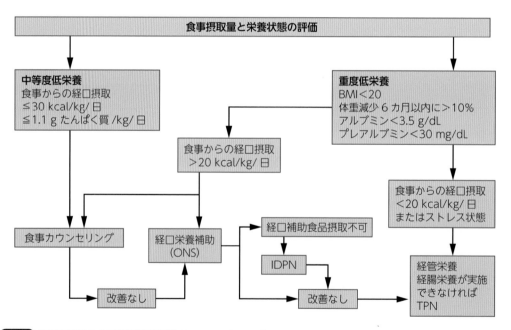

図 透析患者の食事摂取不良時のフローチャート
文献12より引用．
ONS：oral nutritional supplements
IDPN：intradialytic parenteral nutrition（透析時静脈栄養）…血液透析中に，回路の静脈側から栄養剤の投与を行う
　　方法．高濃度の成分を投与できる．比較的短時間での投与となるため，血糖値やトリグリセライド値の急激
　　な上昇に注意が必要．また，すべての施設で施行できるわけではないため確認が必要．
TPN：total parenteral nutrition（中心静脈栄養）

● 質問7：食事制限を緩める際に注意点はありますか？

**● 透析間の過大な体重増加や，高カリウム血症などに注意しましょう．
状態安定後は再度制限が必要となることをあらかじめ伝えておきましょう．**

　食事制限を緩めるといっても，際限なくするべきではありません．事前になぜ緩めるのかを説明し，患者さんの理解度を確認したうえで，患者ごとに期間を決めて行うことが多いです．また食事内容を変更した際には，透析間の過度な体重増加や，電解質異常（高カリウム血症や高リン血症）が顕在化する可能性もあります．体重増加の目安は透析間1日で3％程度内におさめ，透析前の血液検査で，血清カリウム値が4.5〜5.5 mEq/Lとなるように管理する必要があります．

ここがピットフォール
　制限するだけが栄養療法ではない！　低栄養は生命予後を悪化させるため注意．

ここがポイント
　画一的な対応はせず，患者さんの状態に合わせて個別化した食事療法を行いましょう！

おわりに

　透析患者の標準的な食事と，低栄養を認めた場合の食事についてまとめました．結論としては，患者さんの状態に合わせた個別対応が必要ということになります．本稿で扱ったのはあくまで理論的な内容であり，実際には，患者さんの生活状況や社会背景に則した実践的な指導が必要です．特に，調理方法なども含む食事指導は管理栄養士の得意とするところですので，早い段階から管理栄養士と連携をとるようにしましょう．

　最後に，本誌の読書は入院中の透析患者に接することが多いと思われますので，入院中の栄養療法に関するTipsを記載します．

入院中の栄養療法のTips
・食事摂取が少ない場合には，透析食から常食に変更することを検討する
・全粥食は水分量が多いため，体重増加に注意する
・透析前の血液検査で低カリウム血症があれば食事のカリウム制限の解除を検討する
・入院前に内服していたカリウム降下薬やリン吸着薬の内服状況を確認する
・「腎不全用」の栄養剤に注意．カリウムや水分量が抑えられている一方，タンパク質も制限されている
・百聞は一見に如かず．実際の食事の様子を見に行き，食事内容が適正か・嗜好に合っているか確認しよう

■ 引用文献

1）日本腎臓学会：慢性腎臓病に対する食事療法基準2014年版．日本腎臓学会誌，56：553–599，2014

2）Sahathevan S, et al：Understanding Development of Malnutrition in Hemodialysis Patients：A Narrative Review. Nutrients, 12：3147, 2020（PMID：33076282）

3）中井 滋，他：わが国の慢性透析療法の現況（2009年12月31日現在）．日本透析医学会雑誌，44：1-36，2011

4）瀬川裕佳，他：腎疾患と栄養 腎疾患と食塩．日本腎臓学会誌，61：574–578，2019

5）de Rooij ENM, et al：Serum Potassium and Mortality Risk in Hemodialysis Patients：A Cohort Study. Kidney Med, 4：100379, 2022（PMID：35072043）

6）日本透析医学会：慢性腎臓病に伴う骨・ミネラル代謝異常の診療ガイドライン．透析会誌，45：301-356，2012

7）日本透析医学会：透析患者における二次性副甲状腺機能亢進症治療ガイドライン．透析会誌，39：1435-1455，2006

8）Fiaccadori E, et al：ESPEN guideline on clinical nutrition in hospitalized patients with acute or chronic kidney disease. Clin Nutr, 40：1644-1668, 2021（PMID：33640205）

9）McQuillan R, et al：Modifiable risk factors for early mortality on hemodialysis. Int J Nephrol, 2012：435736, 2012（PMID：22888426）

10）Fouque D, et al：A proposed nomenclature and diagnostic criteria for protein-energy wasting in acute and chronic kidney disease. Kidney Int, 73：391-398, 2008（PMID：18094682）

11）Kanda E, et al：A new nutritional risk index for predicting mortality in hemodialysis patients：Nationwide cohort study. PLoS One, 14：e0214524, 2019（PMID：30921398）

12）Cano NJ, et al：ESPEN Guidelines on Parenteral Nutrition：adult renal failure. Clin Nutr, 28：401-414, 2009（PMID：19535181）

Profile

髙野敬佑（Keisuke Takano）
東京ベイ・浦安市川医療センター 腎臓・内分泌・糖尿病内科
栄養療法は体系的に学ぶ機会がなく，私自身なかなか興味をもてませんでした．結局は個別化が必要なのですが，それを考え判断するための基礎知識は整理しておきましょう．

北村浩一（Koichi Kitamura）
東京ベイ・浦安市川医療センター 腎臓・内分泌・糖尿病内科
透析患者においても食事は立派な治療になります．何でも制限するのではなく，患者さんごとに適切な選択をしていくことが重要です．

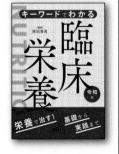

【各論】

慢性呼吸不全（COPD・心不全）患者における栄養療法のギモン

野原翔太，中西俊就

はじめに

　慢性閉塞性肺疾患（chronic obstructive pulmonary disease：COPD）の患者さんは，喫煙による慢性の気道炎症とそれに引き続く気道閉塞によって，呼吸困難，体重減少，さらには抑うつ傾向を認めます．一方，心不全の患者さんは，虚血性心疾患や弁膜症に伴う心臓のポンプ機能の破綻によって，呼吸困難や浮腫を認めます．いずれの病態も栄養障害を招き，サルコペニア合併と密接に関連してくるので，慢性呼吸不全患者の長期管理における栄養療法の知識は必須といえるでしょう．また，COPDや心不全の患者さんが急性増悪で入院してくることもあります．そのような場合の栄養療法についても考え方を押さえておきましょう．

1 COPD

症例1

　COPDで外来通院中の70歳男性．この1年で体重が2 kgほど減少している（身長170 cm，体重60 kg）．来院2日前からの発熱，咳嗽，呼吸困難を主訴に救急搬送となり，細菌性肺炎を契機としたCOPDの急性増悪の診断で入院となった．

　入院後，NPPV療法などを経て，治療が奏効し退院することになったが，患者さんから「食が細くなって，最近痩せてきたように思います．どうすれば体重を戻せるでしょうか？」と相談された．

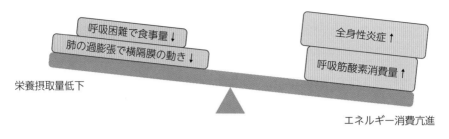

図1 COPDの消耗モデル

● 質問1：NPPV中に栄養投与を開始してもよいのでしょうか？

● 腸管使用が可能な場合は，経口摂取や経腸栄養を早期から行っていきましょう．

　本邦の非侵襲的陽圧換気（noninvasive positive pressure ventilation：NPPV）ガイドライン[1]では，嚥下機能に問題がなく短時間のNPPV中断に耐えうる患者さんにおいては十分な経口摂取を推奨している一方，急性呼吸不全で重症度が高く，マスクを外すことが困難な症例や，安定していても嚥下機能に問題がある症例では，胃管による経腸栄養を推奨しています．ただし，NPPV中は逆流や誤嚥のリスクがあるため，十分なモニタリングを行い，場合によっては栄養投与中断の検討も必要です．

　NPPVでは口腔乾燥に伴う粘膜障害によって，気道感染をはじめとするさまざまな合併症を招く可能性があるため，NPPV継続中は特に口腔ケアに気をつける必要があります．誤嚥性肺炎の合併が予後の悪化につながりかねないので，高齢者や脳卒中などの既往がある誤嚥ハイリスク症例では，ケアスタッフで初期評価を行い，問題や懸念があれば，歯科医師/衛生士や言語聴覚士に相談しましょう．

● 質問2：COPD患者はどうして痩せていくのでしょうか？

● エネルギー消費が亢進しているのに，栄養摂取量が低下してしまうという不均衡が生じているからです．

　体重減少は，COPD患者において独立した予後因子であることがわかっており，体重減少を予防することが重要です．しかし，COPD患者では，全身性の炎症や呼吸筋の酸素消費量増大により安静時に消費されるエネルギー量が増大しているにもかかわらず，呼吸困難や肺の過膨張による早期満腹感で，食事摂取量は低下してしまいます（図1）．

● 質問3：COPD患者の体重を維持するための目標エネルギー設定は？

● 基礎エネルギー消費量（BEE）の約1.7倍のエネルギー摂取が必要となります．

　上述の通り，COPD患者は閉塞性換気障害や肺過膨張などにより呼吸筋酸素消費量が増大しています．そのため，COPD患者の1日の必要エネルギーを推測する際には，日常の

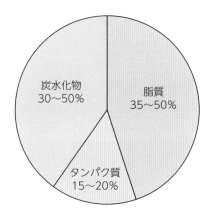

図2 COPD患者に推奨されるエネルギー摂取の割合
文献2より作成.

活動で規定される活動係数（ここでは1.3倍とする）以外に，ストレス係数（1.3倍）を考慮しなければなりません[2].　**症例1**のCOPD患者（年齢70歳，体重60 kg，身長170 cm，男性）の場合，Harris-Benedictの式〔「**基本的な栄養投与方法決定についてのギモン**」（p.1176〜）参照〕から推定されるBEE 1,270 kcalに1.69倍（1.3 × 1.3）した約2,150 kcalが必要となるのです.　もちろん目標エネルギー設定を上げても，それを摂取できなければ意味がありません.　上述の通り，COPD患者は早期に満腹感を覚えてしまうので，1回の食事量が少量の場合は，1日の食事回数を4〜6回に増やすなどの食事指導を行いましょう.

 ここがピットフォール

COPD患者は，安静時でも体力を消耗しています！

●質問4：そのほかにCOPD患者における栄養療法で気をつけることはありますか？

●呼吸商の観点から，タンパク質と脂質の摂取割合を増やしましょう.

呼吸商とは，生体内で各種栄養素を分解しエネルギーに変換する際の酸素消費量に対する二酸化炭素産生量の体積比のことで，炭水化物1.0，タンパク質0.8，脂質0.7とされています.　つまり理論上は，タンパク質や脂質に比べると，炭水化物の過剰な摂取は二酸化炭素産生量増加につながり，換気需要を高めてしまうのです.　このことから，COPD患者における脂質・タンパク質・炭水化物の摂取割合は，炭水化物を控えめに，脂質を多めに設定しましょう（図2）[2].

2 心不全

症例2

　慢性心不全で外来通院中の70歳女性．1カ月ほど前から，下腿浮腫増悪と5 kgの体重増加を認めていた．来院2日前からの呼吸困難を主訴に救急搬送となり，慢性心不全の急性増悪の診断で入院となった．

　人工呼吸器管理などを経て，治療が奏効し退院することになったが，患者さんから「塩分のとりすぎが心臓に悪いって聞いたのですが，どれくらいの塩分量に抑えるべきでしょうか？」と相談された．

●質問5：急性心不全の経腸栄養開始時に気をつけることはあるでしょうか？

●水分含有量の少ない高濃度栄養剤を，少量・低速度から開始しましょう．

　現状，急性心不全におけるエネルギー量の目標値を明確に定める根拠は乏しいものの，日本心不全学会のガイドライン[3]では，循環動態安定後のすみやかな経腸栄養開始を推奨しています．心不全の患者さんで気をつけてほしいのは，健常者に比べて腸管浮腫の影響により，消化・吸収能が低下しているということです．経腸栄養による下痢合併のリスクも高いため，経腸栄養開始時は投与量や投与速度を調整し，少量・低速度からの開始が望ましいとされています．水分投与量を制限したい場合には，1 mLあたり1.5 kcalや2 kcalの高濃度栄養剤の使用を考慮しましょう．

●質問6：心不全患者における適切な減塩目標はどれくらいでしょうか？

●食塩6 g/日未満を目安に，個々の病態に応じて柔軟に目標値を設定しましょう．

　国内外のガイドラインでの記載を表にまとめました．日本循環器学会/日本心不全学会合同ガイドラインでは食塩6 g/日未満とされているものの[4]，確定的なエビデンスに乏しく，心不全患者に対する減塩目標を明確化することは困難です．心不全患者において塩分摂取量は少なければ少ない方がよいと思われがちですが，2014年の観察研究では，塩分摂取量が少ないことも心血管イベントと関連することが報告されています[5]．この理由としては，自律神経および内分泌系の変調や，過度な減塩による食欲低下などがあげられます[6]．以上より，必要最低限の減塩基準のなかで個々の病態に応じて柔軟に対応すること

表　各ガイドラインで推奨される減塩目標値

心不全治療ガイドライン	減塩目標
米国心臓病学会/米国心臓協会/米国心不全学会（2022）[7]	過度な塩分摂取は避ける （エビデンスに乏しいとし，具体的な値は明記せず）
欧州心臓病学会（2021）[8]	食塩5 g/日未満
日本循環器学会/日本心不全学会（2017）[4]	食塩6 g/日未満

文献4，7，8より作成．

が重要でしょう.

 ここがピットフォール

心不全患者に対する過度な減塩指導は，食欲低下から逆に心不全増悪を招くことがあります.

● 質問 7： どうして心不全患者で栄養障害が起こるのでしょうか？

● COPD同様，エネルギー消費が亢進しているのに，栄養摂取量が低下してしまうという不均衡が生じているからです.

心不全患者では，心筋や呼吸筋の酸素消費量増大によりBEEが増大していたり，悪液質によりタンパクの異化が亢進しているにもかかわらず，消化管の血流低下や腸管浮腫による吸収障害や，減塩食による食欲減退の影響で食事摂取量が低下してしまうのです（図3）.

● 質問 8： 高齢の心不全患者の体重を維持するための目標エネルギー量設定は？

● 20〜30 kcal/kg/日のエネルギー量を目安に全身状態に合わせて増減しましょう.

日本循環器学会/日本心臓リハビリテーション学会合同ガイドライン[9]では，NYHA心機能分類Ⅰ〜Ⅳ度やAHAステージB〜Dの成人心不全患者のエネルギー必要量を22〜24 kcal/kg/日×活動係数としていますが，高齢の心不全患者における必要エネルギー量のエビデンスは乏しいとし，日本静脈経腸栄養学会のガイドライン[10]を参考に20〜30 kcal/kg/日を1つの目安として設定しています. るい痩に至らないように，活動係数も考慮しながら適宜増減しましょう. また，エネルギー摂取の割合については，一般的なフレイルのリスクがある高齢者と同様のものとなっています（図4）.

 ここがピットフォール

心不全患者では体重が変わっていなくても，浮腫による筋肉量減少が隠れていることがあります.

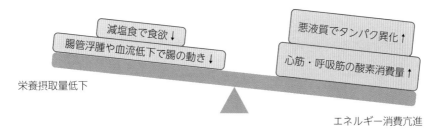

図3 心不全の消耗モデル

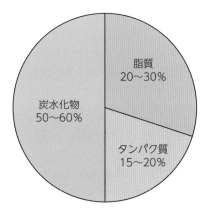

図4 心血管疾患患者に推奨されるエネルギー摂取の割合

文献9より作成.

●質問9：そのほかに心不全患者における栄養療法で気をつけることはありますか？

●DASH食の概念から，食事のパターンにも気を配りましょう．

DASH（Dietary Approaches to Stop Hypertension：高血圧を防ぐ食事法）食とは，飽和脂肪酸やコレステロールの摂取を控えて，野菜や果物，低脂肪乳製品を多く摂取するといった食事のパターンのことをいいます．塩分制限や運動以上の降圧効果が期待されており，食事パターンに関するシステマティック・レビューでは，DASH食は心不全患者における2次予防効果を認めるかもしれないとされています[11]．食事指導の際に，「○○を食べないように」と制限するのではなく，「いつも食事の前後にサラダやフルーツも食べましょう」と言えば，患者さんが栄養療法を前向きに捉えてくれるかもしれません．

おわりに

COPDや心不全をもつ高齢患者さんにおいて，体重減少は予後不良因子の1つです．吸入薬や内服薬の処方と同様，栄養療法にもしっかりと気を配り，患者さんの予後改善につなげましょう．

引用文献

1）「NPPV（非侵襲的陽圧換気療法）ガイドライン（改訂第2版）」（日本呼吸器学会NPPVガイドライン作成委員会／編），南江堂．2015
https://www.jrs.or.jp/publication/file/NPPVGL.pdf（2023年4月閲覧）

2）「日本臨床栄養代謝学会JSPENテキストブック」（日本臨床栄養代謝学会／編），南江堂，2021

3）日本心不全学会ガイドライン委員会：心不全患者における栄養評価・管理に関するステートメント．2018
http://www.asas.or.jp/jhfs/pdf/statement20181012.pdf（2023年4月閲覧）

4）日本循環器学会，他：急性・慢性心不全診療ガイドライン（2017年改訂版）．2018
https://www.j-circ.or.jp/cms/wp-content/uploads/2017/06/JCS2017_tsutsui_h.pdf（2023年4月閲覧）

5）O'Donnell M, et al：Urinary sodium and potassium excretion, mortality, and cardiovascular events. N Engl J Med, 371：612-623, 2014（PMID：25119607）

6）「減塩のすべて 理論から実践まで」（日本高血圧学会減塩委員会／編），南江堂，2019

7）Heidenreich PA, et al：2022 AHA/ACC/HFSA Guideline for the Management of Heart Failure：A Report of the American College of Cardiology/American Heart Association Joint Committee on Clinical Practice Guidelines. Circulation, 145：e895-e1032, 2022（PMID：35363499）

8）McDonagh TA, et al：2021 ESC Guidelines for the diagnosis and treatment of acute and chronic heart failure. Eur Heart J, 42：3599-3726, 2021（PMID：34447992）

9）日本循環器学会，他：2021年改訂版 心血管疾患におけるリハビリテーションに関するガイドライン．2021
https://www.j-circ.or.jp/cms/wp-content/uploads/2021/03/JCS2021_Makita.pdf（2023年4月閲覧）

10）「静脈経腸栄養ガイドライン 第3版」（日本静脈経腸栄養学会／編），照林社，2013
https://minds.jcqhc.or.jp/docs/minds/PEN/Parenteral_and_Enteral_Nutrition.pdf（2023年4月閲覧）

11）Dos Reis Padilha G, et al：Dietary Patterns in Secondary Prevention of Heart Failure：A Systematic Review. Nutrients, 10：828, 2018（PMID：29949894）

参考文献・もっと学びたい人のために

1）「COPD（慢性閉塞性肺疾患）診断と治療のためのガイドライン2022 第6版」（日本呼吸器学会COPDガイドライン第6版作成委員会／編），メディカルレビュー社，2022

Profile

野原翔太（Shota Nohara）

練馬光が丘病院 総合救急診療科 総合診療部門
総診を拠点に，救急や集中治療といった幅広い経験ができて楽しいです．とはいえ，休日は大切にしていきたいですね．最近のブームは，【推しの子】です．

中西俊就（Toshiyuki Nakanishi）

練馬光が丘病院 総合救急診療科 総合診療部門
診察のモットーは，「Teeth-to-Toe」です（もちろんHeadも忘れずに）．内科的疾患は，歯や栄養と密接に関連しているので，患者さんを診察する際は，① マスクを外してしっかりと「口腔内」を診て，② 栄養状態をアセスメントすることを意識しましょう！

【各論】

誤嚥性肺炎・嚥下障害がある
患者の栄養療法の開始と
継続のギモン

粂田哲平, 森川　暢

■ はじめに

　誤嚥性肺炎は，誤嚥に関連した肺炎で高齢者に多く発生し，経口摂取者のみならず非経口摂取者（経管栄養や胃瘻，中心静脈栄養などを利用している人）にも発生しうる疾患です．研修医のうちから入院症例として経験することも多く，治療経過において食事をいつからどのようにはじめるのがよいのかなどに関して悩む場面も少なくないと思います．本稿では誤嚥性肺炎・嚥下障害・栄養障害を認めるような症例における栄養療法へのアプローチについて述べていきます．

1 嚥下機能の評価と食形態

● 質問1：絶飲食をやめるタイミングはいつでしょうか？

● そもそも，必ずしも絶飲食にする必要はありません．

　誤嚥性肺炎＝絶飲食にするというイメージをもっている人も少なくないかもしれませんが，すべての症例でその対応が適切とは限りません．

　肺炎急性期で呼吸状態が不安定，意識レベル低下が高度である場合などでは誤嚥リスクも高いため絶飲食が適当かもしれませんが，絶飲食に伴う栄養量の不足が疾患の治療困難や治療延長につながる可能性もあります[1]．また誤嚥性肺炎を発症する患者さんは，もともと低栄養，サルコペニアの状態となっている場合が多く，絶飲食によりサルコペニアのさらなる進行につながり，摂食嚥下機能低下を助長してしまうという報告もあります[2]．安易な絶飲食には注意するべきです．

　絶飲食の判断をした場合，それをやめるタイミングとしては，急性期の病態が改善したあと，後述する嚥下機能の評価にて経口摂取が可能と判断したタイミングが適切です．

● 質問2：嚥下機能の評価について教えてください.

● まずは簡易的に実施可能な3つの評価方法を習得しましょう.

　嚥下機能のスクリーニングテストとして反復唾液嚥下テスト（repetitive saliva swallowing test：RSST），改訂水飲みテスト（modified water swallowing test：MWST），フードテストの3種類があります．各テストの方法・評価基準については表1を参照してください．これらを用いて評価を行い，食事開始時の適切な形態を検討します．

　嚥下内視鏡検査（videoendoscopic examination of swallowing：VE），嚥下造影検査（videofluoroscopic examination of swallowing：VF）を食事の開始／中止の判断の際に用いている施設もあるかと思います．しかしVE，VFでは誤嚥徴候があるにもかかわらず実際には誤嚥性肺炎に至らない患者さんもいれば，逆にVE，VFでは大きな問題がないのに実際は誤嚥性肺炎をくり返してしまうという患者さんもいます．

表1　嚥下機能スクリーニングテストの検査法

	検査法	陽性判定基準	感度/特異度	備考
反復唾液嚥下テスト(RSST)	口腔内を水or氷水で湿らせた後に，空嚥下を指示して嚥下可能かをまず観察する．次に空嚥下を反復するよう指示し，30秒間に何回嚥下ができるか数える．	30秒間に2回以下を異常と判定する	・感度0.98 ・特異度0.66	・指示が入るようならば最初に行うとよい ・認知機能低下が著しい患者などには不適
改訂水飲みテスト(MWST)	冷水3mLを口腔前庭に注ぎ，嚥下してもらう．可能なら追加して2回嚥下運動させる．最も悪い嚥下活動を評価する．判定基準が4点以下なら，合計3回まで検査をくり返して評価する．[評価基準] 1：嚥下なし，むせる，and/or呼吸促迫 2：嚥下あり，呼吸促迫（不顕性誤嚥疑い）3：嚥下あり，呼吸良好，むせる，and/or湿性嗄声 4：嚥下あり，呼吸良好，むせない 5：4に加え反復嚥下が30秒以内に2回可能 ＊判定不能：口から出す，無反応など	カットオフ値は4点以下とする	・感度0.70〜1.0 ・特異度0.71〜0.88	・簡易で比較的安全に行え，最初に行うことも多い ・病棟のシリンジと水で容易に実施可能
フードテスト	① ティースプーン1杯(約4g)のプリンを舌背前部に置き嚥下してもらう．② 嚥下後に反復嚥下を2回してもらう．[評価基準] 1：嚥下なし，むせる，and/or呼吸促迫 2：嚥下あり，呼吸促迫（不顕性誤嚥疑い）3：嚥下あり，呼吸良好，むせる，and/or湿性嗄声，口腔内残留中等度 4：嚥下あり，呼吸良好，むせない，口腔内残留ほぼなし 5：4に加え反復嚥下が30秒以内に2回可能	カットオフ値は4点以下とする	・感度0.72〜1.0 ・特異度0.62〜0.82	・基本的には最後に行うことが多い ・誤嚥リスクはあるが，食事形態の選定に有用

文献3を参考に作成.

これはVE，VFが実際の食事場面とは異なる状況下での評価であることが関係しており，例えばVEでは鼻腔からカメラを挿入し，鼻咽腔から咽頭を観察するため，単純に疼痛や頸部の動きを制限されることにより誤嚥徴候が出てしまうことがあります．VFでは試験食とバリウムを混合するため，見た目や味が変化し，視覚や味覚に悪影響を及ぼします．また認知症などがあり状況をうまく理解できない患者さんの場合は，VE，VFではその人の食べる能力が100％評価されているわけではないことも注意が必要です．言い換えると，VE，VFで誤嚥が見つかった場合も，食べられないという判断を下すのは尚早であるとも言えます．さらにマイクロアスピレーションという睡眠時などの食事以外の場面での唾液などによる誤嚥も関係しているとされ，これはVE，VFでは検出は困難です．

もちろんこれらの検査が得意としている部分もあり，例えばVFであれば食塊形成がうまくいっているかどうかの観察ができ，それを食形態選択の参考材料とすることができますし，VEであればWallenberg症候群でみられるような声帯麻痺や食道入口部の開大不良がないかを評価でき，ポジショニングの再考につなげることができます．

食形態の選択においては，まずはRSST，MWST，フードテストなどで初期評価を行い，その後実際の食事場面を観察・評価しながら段階的に食形態upを考慮していきます．実際の食事場面の評価のみでは判断に迷うような場合にVE，VFを利用するということが嚥下機能評価の基本の形となります．

 ここがピットフォール

> VE，VFの評価がすべてではない．実際の食事場面の観察・評価をより重視すべし！

【コラム：食べるための環境を整えよう】

嚥下機能評価の前に重要なこととして，普段食事をするのと同じ環境をつくることを心がけます．口がねばねばしているときに，そのままご飯を食べる人はいるでしょうか？まずしっかりと口腔ケアがされているか確認してください．されていない場合や，唾液が少ない患者さんには，湿潤させることも目的に口腔ケアを評価前に行ってください．またポジショニングはどうでしょうか？首は上がっていないでしょうか？抑制帯やミトンがついたままになっていないでしょうか？拘束されたり，手が汗臭かったりすれば，食思は減退します．排泄は大丈夫でしょうか？オムツ内に小水，便が出ている状態では食思は出てきません．評価の前にまず，口や体を含めた食べるための環境調整を行いましょう．

● 質問3：どれくらいのタイミングで食形態upを考慮すべきでしょうか？

●こまめに嚥下機能評価を行い，食事量をみながら食形態upを考えましょう

食形態の選択においては食塊形成ができるかどうかが1つの大きなポイントとなります．食塊形成は上下の歯肉や歯牙による咀嚼（無歯顎でも食塊形成能力はありますが，咀嚼能力に劣ります）と舌の動きおよび舌と頬粘膜の協調運動により食物を嚥下可能な適切な大きさ，軟らかさの塊にするプロセスとなっており，咀嚼と舌の運動のいずれかの機能が低

下してしまうと食塊形成は不十分なものとなり，窒息や誤嚥のリスクが高まると考えられます．

　食形態に関しては国内でも統一化されていないのが実情であり，施設間で呼び方が異なったりすることもあり注意が必要です．2021年に日本摂食嚥下リハビリテーション学会が嚥下調整食の分類を提唱しており[4]，食塊形成能力と咀嚼能力に合わせた食形態選択を行います〔「経腸栄養剤と食形態のギモン」（p.1185～）参照〕．選択した食形態でも誤嚥徴候なく摂取でき，なおかつ摂取量も十分な状況であれば食形態upを考慮します．

　誤嚥性肺炎の症例においては，発症前にすでに低栄養を合併している例も少なくありません．低栄養の状況では肺炎の治癒困難や治療期間延長につながる可能性があり，また早期の経口摂取開始，リハビリ開始が予後を改善するという報告もあります[1]．そのため患者さんごとに必要なエネルギー量を考え，適切なタイミングで食形態upを考慮していく必要があります．

2 嚥下困難な場合の栄養療法

●質問4：嚥下困難な患者さんへの栄養療法についてはどう考えるべきでしょうか？

●その患者さんにとって選択可能な栄養投与経路のなかで最も生理的な方法を選択しましょう．

　「静脈経腸栄養ガイドライン第3版」には「腸が機能している場合は，経腸栄養を選択することを基本とする」と推奨されています[5]．嚥下困難な場合すなわち経口摂取の選択が困難な患者さんにおいては，経管栄養→経静脈栄養の順に考えるのが一般的です．投与経路の選択の際には図1のように考えるとよいでしょう．

●質問5：栄養療法のレシピの考え方について教えてください．

●ここでは症例を用いて考えてみましょう．

症例

80歳男性．身長160 cm，体重50 kg，BMI 19.5 kg/m²．
既往歴：高血圧症．**内服**：Ca拮抗薬1剤内服中．
　ADLは入院前は杖歩行レベル．高齢者施設に入所中．
病歴・経過：発熱，酸素化低下を認め，施設職員が救急要請，誤嚥性肺炎の診断で入院となる．
　入院後は抗菌薬（セフトリアキソン2 g/日）投与が行われている．
　意識レベルは清明で意思疎通も良好な状況で，現在はベッド上で呼吸器リハビリテーションが行われている．
　嚥下機能評価を行うと，嚥下機能低下を認めており，評価上はペースト食レベル（日本摂食嚥

下リハビリテーション学会分類で2-2レベル）であれば経口摂取可能．嚥下訓練を行いながら，300 kcal/日程度摂取できている状況である．

　栄養レシピを考えるにあたり，まずは必要エネルギー量を考えます．Harris-Benedictの式を用いて基礎エネルギー消費量を計算し，そこにADLやリハビリ状況などを考慮した活動係数や，肺炎などの因子を踏まえたストレス係数などの要素も加えてエネルギー必要量を算出します〔「基本的な栄養投与方法決定についてのギモン」（p.1176〜）参照〕．病院の栄養科などで算出してもらえる施設も多いのではないでしょうか．

　必要エネルギー量を算出した後は，患者さんの嚥下機能評価を行って適切な食形態を判断し安全に経口摂取可能なエネルギー量を決定します．経口摂取のみでは不足する分を経管栄養あるいは経静脈栄養を用いて補います．

　この症例では基礎代謝量が1,014 kcal，ベッド上安静で活動係数は1.2，ストレス係数は1.3として，必要エネルギー量は1,582 kcalと算出されます．基本的にはまず，経口摂取と末梢静脈栄養（peripheral parenteral nutrition：PPN）から開始し，PPNが長期化することが見込まれる場合は中心静脈栄養（total parenteral nutrition：TPN）を検討します．経口摂取量が横ばいであるならば，早期に経管栄養へ切り替えることも考慮します．

PPN：ビーフリード®500 mL×2本＋イントラリポス®20％ 100 mL（5〜8時間かけて側管から投与）＝620 kcal
TPN：エルネオパ®NF2号 1,000 mL＋イントラリポス®20％ 100 mL＝1,020 kcal

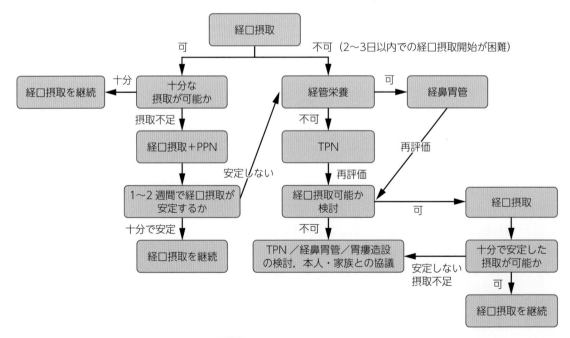

図1 投与経路の考え方

　必要エネルギー量を充足はできませんが，経静脈栄養では心不全やルート感染リスクなどを考慮し，上記のような内容から開始するのが安全です．その後は全身状態や経口摂取量を見つつ，必要エネルギー量を意識しながらメニューの変更を行います．

ここがピットフォール：点滴のエネルギー量は不十分であることがほとんど！
　オーダーしがちなソルデム®3A 500 mL×3/日などでは86 kcal×3＝258 kcalしかなく，必要量には大きく不足している場合がほとんどです．

経腸栄養の場合では，この症例であれば

ペプタメン®スタンダード 300 kcal/200 mL を 36 mL/時で持続投与＝1,296 kcal/日
メイバランス®1.5 Z 300 kcal/200 mL を 36 mL/時で持続投与＝1,296 kcal/日

など必要エネルギー量に充足するように投与することになります．投与速度に関しては速すぎても遅すぎても逆に誤嚥性肺炎のリスクにもなりうるため，適宜状態を見ながら調整が必要となります．上の例では持続投与の場合のメニューを示しましたが，投与速度を上げることが許容されるような場合は，実際の食事のタイミングに合わせながらの投与ということも検討されます．

　短期間での投与になるようであれば経鼻胃管からの投与を検討しますが，長期間の投与となるような場合は胃瘻造設も考慮されます．ガイドライン通りに考えると，4週間以上経管栄養が継続する場合，かつ摂食嚥下リハビリテーション継続により経口摂取の改善が見込まれる場合や，代替栄養での長期療養に移行する場合は胃瘻造設を検討します[6]．胃瘻造設した場合は**半固形状流動食**（PGソフトなど）を選択することができます．注入時間を短縮することができ，安静時間の減少，活動性の向上も期待できます．また長期の代替栄養下での療養を考える場合において，胃瘻の場合は高齢者施設での対応も可能になる（経鼻胃管などは施設対応不可の場合がほとんど）ということもメリットの1つとしてあげられます．

　経過中に経口摂取量が増加してくるようであれば，補足していた経静脈栄養，経管栄養は適宜減量していきます．

おわりに

　超高齢社会となった現代において，誤嚥性肺炎は研修医期間，そしてその後どの診療科に進んだとしても必ず出会うといっても過言ではありません．患者さんにとって適切な栄養療法を行えるよう今後も意識して学んでいきましょう．

引用文献

1）Maeda K, et al：Tentative nil per os leads to poor outcomes in older adults with aspiration pneumonia. Clin Nutr, 35：1147-1152, 2016（PMID：26481947）

2）Fujishima I, et al：Sarcopenia and dysphagia：Position paper by four professional organizations. Geriatr Gerontol Int, 19：91-97, 2019 (PMID：30628181)

3）日本摂食嚥下リハビリテーション学会 医療検討委員会：摂食嚥下障害の評価 2019. 2019
https://www.jsdr.or.jp/wp-content/uploads/file/doc/assessment2019-announce.pdf?0717

4）日本摂食嚥下リハビリテーション学会嚥下調整食委員会：日本摂食嚥下リハビリテーション学会嚥下調整食分類 2021. 日本摂食嚥下リハビリテーション学会誌，25：135-149，2021

5）「静脈経腸栄養ガイドライン 第3版」（日本静脈経腸栄養学会／編），照林社，2013

6）ASPEN Board of Directors and the Clinical Guidelines Task Force：Guidelines for the use of parenteral and enteral nutrition in adult and pediatric patients. JPEN J Parenter Enteral Nutr, 26：1SA-138SA, 2002 (PMID：11841046)

■ 参考文献・もっと学びたい人のために

1）「誤嚥性肺炎の包括的アプローチ」（高畠英昭／編），医歯薬出版，2021

2）「レジデントのための食事・栄養療法ガイド」（佐々木雅也／編），日本医事新報社，2022

3）「誤嚥性肺炎 ただいま回診中！」（佐藤健太／監，森川 暢，大浦 誠／編著），中外医学社，2021

Profile

┃ 粂田哲平（Teppei Kumeda）

奈良市立都祁診療所（プログラム：地域医療のススメ奈良専攻医）
専門：総合診療・家庭医療
総合診療専門研修プログラム：地域医療のススメ奈良の専攻医として現在は奈良の地で日々の診療にあたっています．最近は家族も増え，趣味のスニーカー集めやキャンプは控えめになっております．良き総合診療医・家庭医，そして良き父親となれるよう日々精進していきたいと思っております．

┃ 森川 暢（Toru Morikawa）

市立奈良病院 総合診療科
総合診療専門研修プログラム：地域医療のススメ奈良のプログラム責任者としても活動中です．総合診療科としての病棟・外来診療についてはもちろん，救急や家庭医療，臨床研究等の学術活動まで幅広い範囲を学べるプログラムになっています．皆さんもぜひ一緒に学びながら総合診療を盛り上げていきましょう．

【各論】

終末期の栄養療法と代理意思決定のギモン

松本朋弘，中西俊就

■ はじめに

　　入院中に十分に経口摂取ができない患者さんや，くり返す誤嚥性肺炎のために入退院をくり返している患者さん，認知症患者さんの食事の拒否などを目の前に困惑した経験はないでしょうか？　そういった患者さんに対して一律に胃管を入れるのは1つの選択ですが，胃瘻をつくるべきなのか，中心静脈栄養にするべきなのだろうか，末梢静脈栄養や水分のみの点滴なのか，はたまた別の方法なのか．残念ながら明確な答えは存在しませんが，ここでは一緒に考える材料を提供します．

> **症例**
>
> 　施設入所中で要介護5，ADL全介助，うっ血性心不全，Alzheimer型認知症のある95歳女性．この1年間で，誤嚥性肺炎と尿路感染症により，3回の入退院をくり返している．今回は入院3日前に食後に嘔吐があり，その後発熱，食事摂取量不足があり，低酸素血症が出現したため当院へ救急搬送となった．入院時に膿尿とCVA叩打痛，高度脱水，高ナトリウム血症を認めて，胸腹部CTでは両側肺底部に浸潤影を認めた．以上より尿路感染症を契機とした誤嚥性肺炎の診断となり，抗菌薬加療，絶食，補液の指示となった．
>
> 　入院7日目を過ぎた段階で，言語聴覚士から十分な経口摂取は困難であることが報告された．本人は呼びかけには反応はあるが，意味のある発語はなく，笑顔などもみられない．

1 認知症終末期の判断

●質問1：認知症終末期の判断はどのように行いますか？

　●評価スケールとしてFASTが有用です．また，介入可能な認知機能低下であるかどうか，詳細な病歴聴取で検討しましょう．

表1 FAST（Functional Assessment Staging）

STAGE	特徴	臨床的状況
1	機能障害なし	正常な成人
2	自覚症状（物忘れ）	正常な高齢者
3	仕事に支障をきたす	認知症初期
4	複雑な手順（IADL）が困難	軽度認知症
5	ADLに見守りが必要	中等度認知症
6a	着衣ができない	比較的高度認知症 （MMSE：9点未満相当）
6b	入浴ができない	
6c	トイレができない	
6d	尿失禁	
6e	便失禁	
7a	6語以下しか話さない	高度～認知症終末期 （MMSE：3点未満相当）
7b	1語しか話さない	
7c	**歩けない**	
7d	座れない	
7e	笑顔がない	
7f	昏睡	

文献1より引用.
ADL：activities of daily living（日常生活動作）
IADL：instrumental activities of daily living（手段的日常生活動作）
MMSE：Mini Mental State Examination

　認知症終末期の判断としては，Alzheimer型認知症の評価スケールであるFAST（Functional Assessment Staging）を使用することがあります[1~3]（表1）．FAST 7c（坐位保持困難）以上の場合，肺炎，尿路感染症，褥瘡などの感染症によって1年以内に亡くなると見積もられています[4, 5]．FAST 7c以上と認定された者の50％生存率が6カ月程度との報告もあり，これを踏まえて，米国ではホスピス入所基準として使用されています[6]．本症例も寝たきりで，笑顔，会話もないことからFAST 7d以上と判断できます．

　予後予測指標に関してはFAST以外にもPalliative Performance Scaleを利用したものがあり，日本での患者を対象にした研究も存在するので参考にしてください[7]．

　注意点としては，図に示すように，Alzheimer型認知症のtrajectory curve（その疾患を持つ者の自然経過をグラフで表したもの）と矛盾しない病歴の経過であることを確認する必要があります．入院時の現症としてはFAST 7cと矛盾しないとしても，入院1カ月前にFAST 6未満であれば，精査が必要だと考えられます．もし，認知機能の急激な低下のトリガーになるようなエピソードがあるならば，そこに介入可能な原因がある可能性があります．例えば，誤嚥性肺炎患者で新規に摂食嚥下障害の原因が見つかるものはおおよそ30％程度です[8]．その原因は，脳梗塞を含む神経疾患だけではなく消化器疾患，頭頸部疾患，筋骨格疾患，薬剤性などと多岐にわたります．**介入可能かどうか検討するきっかけとして，**

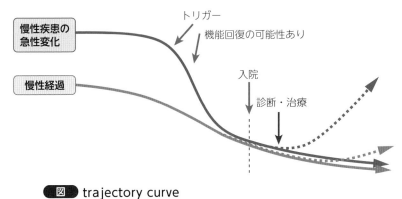

図 trajectory curve

慢性経過：原疾患の trajectory curve と矛盾しない病歴がある
→治療介入の反応性が少ないと見積もられる.
慢性疾患の急性変化：原疾患の trajectory curve と異なる病歴がある
→治療介入の反応性が高いと見積もられる.

詳細な病歴聴取を行ってください.

　この症例では1年間で同様のエピソードで入院歴があることから，終末期の可能性は高いと考えられます．もし終末期かどうかの判断に迷う場合は，もちろん栄養療法を含む治療介入を行うべきですが，1カ月程度の期限を決めておくことで，判断の先送りを防止します.

2 終末期の代替栄養

●質問2：認知症患者への代替栄養について，どう考えるべきでしょうか？

●患者本人がこの場にいたらその選択をしても矛盾がないと感じられるストーリーであるかどうかを，意思決定代理人になる方と確認していきます.

　認知症患者の治療方針などの意思決定は困難をきわめます．なぜなら本人の意思であるとされたものも，次の日は変わってしまうこともあるからです．また認知症終末期になるとその人から意味ある言葉を引き出すのも一苦労です．最も重要なのは，代替栄養（経口摂取以外の栄養療法）を行うことで得られるものと失うもののどちらを優先するかを，患者中心性をもって話し合うことです．食べられない（食べない）患者さんを目の前に代替栄養や栄養中止を選択するうえで，家族とカンファレンスを行う際，大まかに2つの障壁があると感じています.

　1つ目は家族が"家族"の立場でカンファレンスに参加していることです．ここでの家族の役割は，本人の意思決定代理人であるはずで，本来ならば患者本人のこれまでの"死生観"，"ものがたり"に関するエピソード（患者本人の両親などに対する介護や死に際しての行動や言動，家族との他愛もない会話の記憶など），代替栄養による利益・不利益や，現に入退院をくり返していること，自宅ではなく施設に住んでいることなども考慮しながら，

"本人の代理"で意思決定を行う必要があります．しかし一部を除いて多くの家族は，"家族"の立場として方針を決定してしまっています．

　2つ目は家族が栄養中止に際して，罪悪感を感じてしまうことです．実際は栄養中止したほうが本人の利益が大きいというケースであっても，もし家族が罪悪感を感じてしまえば，家族は栄養中止の選択はできなくなります．

　筆者がとっている戦略として，まず話し合いの最初に，意思決定代理人となる方に，漫然と語りかけるのでなく前提として，"本人の代理"であることを強調し，「もしあなたがご本人だったらどのように考え，どのような選択をするか」などを，一つひとつ確認します．そして代理人と一緒になるべく詳細に本人の"死生観"，"ものがたり"を代理人を含む家族や関係者から聴取します．もし本人がこの場にいたら，その選択をしても矛盾がないと感じられるストーリーであるかどうかを，代理人である家族と確認する作業を行っています．

　栄養中止への罪悪感に関しては，代替栄養のエビデンスを簡潔に説明します．説明資料として，「高齢者ケアと人工栄養を考える」[9] という書籍を参考にするのがおすすめです．患者さん・家族には，胃瘻や経管栄養の適応は機能回復が見込まれる方であること，誤嚥性肺炎の発症予防の効果は乏しいことを強調してお伝えしています．

● 質問3：終末期と代替栄養の予後に関するエビデンスはありますか？

●現在，認知症終末期の代替栄養と輸液に関するエビデンスは十分とはいえません．しかし，過度の輸液や重度認知症患者に胃瘻造設を行うことを後押しできるエビデンスがないことも事実です．

　高齢認知症患者で胃瘻造設後の予後は，1年死亡率が63％，3年死亡率が81.3％ [10] であり，造設の時期の違いによる生存率の有意差は認めていません [11]．日本での報告では，1年死亡率が30％以下，3年以上の生存率は35％以上でありやや長い傾向がありました [12]．軽度認知症患者に胃瘻が造設された場合，25％にADLの改善がみられたものの，重度認知症患者の場合は10％程度（有意差なし）にとどまっています．また肺炎の再発予防にも有意差は示されていません．経口摂取の改善がみられたのも軽度認知症患者においてのみでした [13]．以上から重度認知症患者に対しては，**胃瘻造設ではADL，QOLの改善の見込みは少ないだけでなく，肺炎の再発予防のエビデンスもありません．**

　輸液に関しては，がん終末期患者での報告において1,000 mL/日と100mL/日では生存期間に有意差はありませんが，1,000 mL/日で中央値21日間，100 mL/日で15日間でした [14]．また，こちらもがん終末期患者での報告においてですが，死亡前の3週間以内に1,000 mL/日以上の輸液を行った場合，輸液非投与群と比較して浮腫，腹水，胸水の増悪を認めています [15]．「終末期がん患者の輸液療法に関するガイドライン」では，輸液量を1,000 mL/日未満に絞ることで浮腫や気道分泌物の増加は起こりにくくなると述べています [16]．

　代替栄養を用いない場合では，食事摂取量が通常の固形物摂取量の25％を下回った場合は予後2週間程度，水分摂取量が500 mL/日（経口／静脈内／皮下）を下回った時点で予後

3日程度という報告もあります[17].

●栄養中止を患者さん・家族に告げるとき

　　終末期の患者さんに対して，栄養中止が望ましいことを提案に織り込む場合に，筆者が説明で心がけていることをいくつかあげておきます．前述の予後に関するエビデンスをそのまま伝えることは，意味がないかもしれません．患者さん本人が病や，老い，人生においてすでに頑張られてきたことを簡潔に振り返り，今後の療養ではなるべく苦痛なく過ごせるように配慮したいことをお伝えします．患者さん・家族ともに患者本人のストーリーを振り返ることで，同じ目線で話し合うきっかけになります．

　　続けて，主語に「私は」をしっかりとつけ，個人としての意見を添えるようにします．在宅療養が望ましい，輸液は本人の不利益になると思われるので，「私は，この状況であれば自分や自分の家族には行わないと考えている」などしています．しかし，これは病院での多くの患者さんから得た経験，訪問診療での看取りの経験，自分の人生における看取りの経験から発せられるものです．研修医の皆さんが自分の意見を今すぐ述べるのは難しいかもしれませんが，納得のいく説明を行ううえでは，実際の経験が最も説得力のあるものです．ぜひそういった経験ができる場所（ご自身の家族からの経験も）に率先して足を運んでみてください．

おわりに

　　終末期の患者さんについては，患者さんの家族/キーパーソンが，ほぼすべての意思決定代理人となるでしょう．代理人が代理人として自覚できるように促し，判断材料として適した医学情報を提供できるように心がけましょう．

引用文献

1）Sclan SG & Reisberg B：Functional assessment staging（FAST）in Alzheimer's disease：reliability, validity, and ordinality. Int Psychogeriatr, 4 Suppl 1：55-69, 1992（PMID：1504288）

2）「INTENSIVIST Vol.14 No.1 特集：長期予後」（増山智之，則末泰博/責任編集），メディカル・サイエンス・インターナショナル，p60，2022

3）「Hospitalist Vol.2 No.4 特集：緩和ケア 全入院患者に緩和ケアを」（関根龍一，八重樫牧人/責任編集），p996，メディカル・サイエンス・インターナショナル，2014

4）Medical guidelines for determining prognosis in selected non-cancer diseases. The National Hospice Organization. Hosp J, 11：47-63, 1996（PMID：8949013）

5）Mitchell SL, et al：The clinical course of advanced dementia. N Engl J Med, 361：1529-1538, 2009（PMID：19828530）

6）Hanrahan P, et al：Criteria for enrolling dementia patients in hospice：a replication. Am J Hosp Palliat Care, 16：395-400, 1999（PMID：10085797）

7）Mori M, et al：Diagnostic models for impending death in terminally ill cancer patients：A multicenter cohort study. Cancer Med, 10：7988-7995, 2021（PMID：34586714）

8）Yoshimatsu Y, et al：Careful history taking detects initially unknown underlying causes of aspiration pneumonia. Geriatr Gerontol Int, 20：785-790, 2020（PMID：32627291）

9）「高齢者ケアと人工栄養を考える」（清水哲郎，会田薫子/著），医学と看護社，2013

10）Finucane TE, et al：Tube feeding in patients with advanced dementia：a review of the evidence. JAMA, 282：1365-1370, 1999（PMID：10527184）

11）Teno JM, et al：Does feeding tube insertion and its timing improve survival? J Am Geriatr Soc, 60：1918-1921, 2012（PMID：23002947）

12）Suzuki Y, et al：Survival of geriatric patients after percutaneous endoscopic gastrostomy in Japan. World J Gastroenterol, 16：5084-5091, 2010（PMID：20976846）

13）Suzuki Y, et al：The Effects of Percutaneous Endoscopic Gastrostomy on Quality of Life in Patients With Dementia. Gastroenterology Res, 5：10-20, 2012（PMID：27785173）

14）Bruera E, et al：Parenteral hydration in patients with advanced cancer：a multicenter, double-blind, placebo-controlled randomized trial. J Clin Oncol, 31：111-118, 2013（PMID：23169523）

15）Morita T, et al：Association between hydration volume and symptoms in terminally ill cancer patients with abdominal malignancies. Ann Oncol, 16：640-647, 2005（PMID：15684225）

16）「終末期がん患者の輸液療法に関するガイドライン 2013 年版」（日本緩和医療学会緩和医療ガイドライン委員会/編），金原出版，2013

17）Blum D, et al：Tipping point：When patients stop eating and drinking in the last phase of their life. Clin Nutr ESPEN, 38：280-282, 2020（PMID：32690171）

Profile

松本朋弘（Tomohiro Matsumoto）

練馬光が丘病院 総合救急診療科 総合診療部門
詳細はp.1169.

中西俊就（Toshiyuki Nakanishi）

練馬光が丘病院 総合救急診療科 総合診療部門
詳細はp.1231.

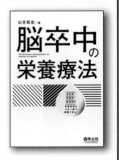

Column

口を支える歯科医との
上手な付き合い方

栄養療法のキホンは口からの摂取

林田裕貴，松本朋弘

はじめに

　皆さんは，皆さんが働く病院で歯科医に会うことはありますでしょうか？ 大学病院などのように病院歯科が併設されていなければ，なかなか出会う機会も少ないでしょう．それもそのはず，急性期病院の2割しか歯科の併設はなく，残りの8割では訪問歯科として病院に来ていただく必要があります．ここでは，栄養療法のキホンである経口摂取を支える歯科医とよりよい連携，スムースな連携ができるようなTIPSをご紹介いたします．

質問1：歯科医にコンサルトするポイントはどこか？

●食べられる口かどうか．食べられない口はすぐ歯科医へコンサルト，もしくは紹介へ．

　入院患者さんの多くは全身状態の悪化により，生命維持や全身状態の回復のための治療が施されます．セルフケアのできない患者さんの口腔内は，酸素投与や絶食のために乾燥し，プラークや舌苔だらけです．また，入院をするような75歳以上の高齢者の多くは，歯科通院困難となり，歯科受診率が低下しています．それにより虫歯で歯が崩壊し，歯周病で歯が動揺し，義歯も合わずに使っていない状態の方が散見されます．

　では，皆さんの口を鏡で見てみてください．口唇の荒れもなく，口腔内は唾液で潤っていて，歯も舌も清潔が保たれています．歯や歯肉は健康で，歯と歯は咬み合わせがよく顎は安定し，口唇や舌や頬などの口腔周囲筋はよく動きます．咀嚼にも嚥下にも困っていないのではないでしょうか．そのような状態を食べられる口，飲み込める喉と考えます．**その正常と比較した際に，患者さんの口腔，咽喉腔の形態と機能の異常を探してみてください**．

　参考となるスクリーニング指標としては，日本語版Oral Health Assessment Tool（OHAT-J）があります．写真を用いたスクリーニングシートで，口唇や舌，歯肉・粘膜などの8項目を0〜2点の3段階で評価します．2点（病的）の項目があれば歯科治療の介入が望ましいとされています．このようなスクリーニングシートを参考にしながら，歯科のない病院でも早期から気楽に歯科医を招聘し，より早く，多くの患者さんの食べられる口を守っていきましょう[1, 2]．

● **質問2：入院中に義歯はあったほうがよいか？　食形態の選択は義歯の有無でよいのか？**

> ●義歯は咀嚼と食塊形成それぞれに有利であり，いかなる入院でも必要です．
> 食形態の選択には義歯の有無だけでなく食場面の観察，評価が必要です．

　人間は，モノを口に入れると，咀嚼運動と舌による食塊形成を行います．食塊形成とは，食べものを粉砕し擦りつぶしながら唾液と混ぜ合わせ，嚥下できる形状に口腔内で処理することです．本来，歯と歯で咀嚼し，舌や頬で唾液を混ぜ食塊形成するのですが，認知症や脳梗塞，廃用など何らかの理由で咀嚼運動ができない場合は舌で押し潰すような状態で食塊形成を行いその後に嚥下します．

　もちろん，義歯は主な役割としてモノをかみ砕くといった咀嚼の機能を担っていますが，このような患者さんの場合，義歯の上顎の床の部分が舌での押しつぶしを有利にするように働きます．その際の食事形態は，舌で押しつぶせる程度の固さの食形態：ソフト食を選択します．さらに筋機能が低下している患者さんでは，義歯の口蓋部の床を厚くすることで舌圧を補助することもできます〔PAP（palatal augmentation prosthesis：舌接触補助床），図〕．

　義歯を装着する場合は咬合（咬み合わせ）が安定するかどうかが重要なポイントです．咀嚼できないからと義歯を外すことにより，咬合が安定しないため嚥下時の顎位も安定せず，嚥下が困難になることがあります．**義歯の装着で咬合が安定するようであれば咀嚼できなくても装着してください．嚥下時の顎位が安定することで，嚥下が楽になることがあります．**義歯を装着しても咬合が安定しないようであれば歯科医を呼んで修理してもらいましょう．

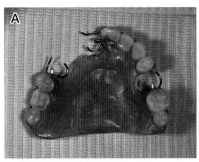 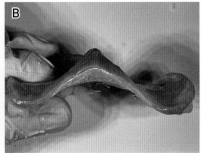

■**図　舌接触補助床（PAP）**
口蓋部の床が厚くなっており舌圧が補助される．

● 補足：食形態の選択

① 嚥下の可否：飲み込める→②へ 　or　 飲み込めない→経管栄養

② 嚥下の程度：問題なし→③へ 　or　 問題あり→非咀嚼食：ゼリー，ペースト

③ 咀嚼の可否：咬める→④へ 　or　 咬めない→非咀嚼食：ソフト食

④ 咀嚼の程度：問題なし→咀嚼食：常食 　or　 問題あり→咀嚼食：軟菜

　これだけで食形態が決定するわけではありませんが，食形態を選択するスクリーニングに用いています〔「経腸栄養剤と食形態のギモン」（p.1185～）参照〕．

● おわりに

　口腔内診査で明らかな口腔内疾患がなくても，周術期の口腔管理や，終末期の口腔ケア，摂食嚥下に携わる歯科医も増えてきたので声をかけてみてください．かかりつけ歯科医がいなければ，その相談でもよいと思います．歯科疾患の多くは生活習慣病で，予防できます．早めの歯科介入で，最期まで自分の口で食べられる人が増えてくれると嬉しいですね．

■ 引用文献

1）Chalmers JM, et al：The oral health assessment tool--validity and reliability. Aust Dent J, 50：191-199, 2005（PMID：16238218）

2）松尾浩一郎，中川量晴：口腔アセスメントシート Oral Health Assessment Tool 日本語版（OHAT-J）の作成と信頼性，妥当性の検討．日本障害者歯科学会雑誌，37：1-7, 2016

Profile

林田裕貴（Hiroki Hayashida）

練馬光が丘病院 総合救急診療科 総合診療部門
ごはんがたべたい。歯科クリニック
歯科林田勇歩医院（福岡県）
出身：福岡県　出身大学：神奈川歯科大学
職業：歯科医師（2011年免許取得）
訪問診療や病院診療において，「食べる」「話す」ことは生命をつなぐことだけでなく，生活のなかでの大きな喜びや楽しみになっています．医科歯科連携や地域連携など，さまざまな人と協力することで，患者さんの笑顔をさらに増やすことができます．痛い怖いでお馴染みの歯医者さんも笑顔をつくる"アベンジャーズ"かもしれません．

松本朋弘（Tomohiro Matsumoto）

練馬光が丘病院 総合救急診療科 総合診療部門
詳細はp.1169参照．

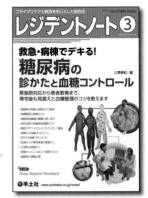
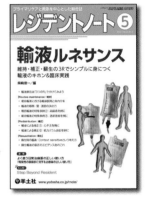
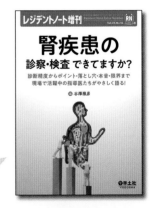

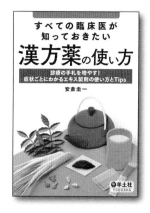

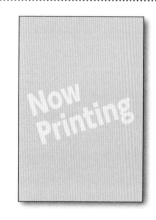

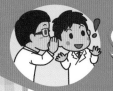

臨床検査専門医がコッソリ教える… 検査のTips!

シリーズ編集／五十嵐 岳（聖マリアンナ医科大学 臨床検査医学講座），後藤和人（東海大学医学部 臨床検査学）

第77回　後天性血友病の臨床検査は？

後藤和人

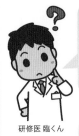

研修医 臨くん

55歳の男性が広範な皮下・筋肉内出血を主訴に来院しました．これまでに出血傾向の既往歴や家族歴はないそうです．抗凝固薬の使用もありません．外来で行った検査結果は表1の通りです．どのような疾患を考えて，臨床検査を組み立てたらよいでしょうか？

本症例は，出血症状があるみたいだね．血小板数・PT正常，APTT延長の鑑別疾患を考えつつ，臨床検査を組み立てよう！ 併せて，「検査のTips！」の第63回[1]，第64回[2]のおさらいもしつつ，考えていきましょう！

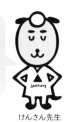

けんさん先生

解 説

● 血小板数・PT正常でAPTT延長の鑑別疾患

一般的に，出血傾向の患者のスクリーニング検査として，血小板系検査では血小板数が，凝固系検査ではPT（プロトロンビン時間）とAPTT（活性化部分トロンボプラスチン）が行われるよ．本症例では，血小板数・PTは正常で，APTT延長のみが認められるよ．

そのため，鑑別すべき病態として，① 血友病（先天性・後天性），② von Willebrand病（VWD，先天性・後天性），③ ループスアンチコアグラント（lupus anticoaglant：LA）の関与，④ ヘパリンなど抗凝固薬の混入を考慮して，臨床検査を組み立てましょう！

表1 本症例の血液検査結果	
血小板数（10⁴/μL）	33.2
PT-INR	1.1
APTT（秒）	70.5
フィブリノゲン（mg/dL）	398
Dダイマー（μg/mL）	3.5
FDP（μg/mL）	5.5

表1 本症例の血液検査結果

● 追加すべき検査

① 第Ⅷ因子活性，② 第Ⅷ因子インヒビター検査（Bethesda法），③ von Willebrand因子活性（リストセチンコファクター），④ LA，⑤ 交差混合試験（クロスミキシング試験）を行い，鑑別しましょう（表2）．

本症例は，第Ⅷ因子活性が低下，第Ⅷ因子インヒビター検査は陽性，von Willebrand因子活性は正常，LA陰性でした！ 交差混合試験は，即時反応（●）が直線的で，遅延反応（●）は上に凸のパターンだよ（図）！

これらの結果より，本症例は後天性血友病Aと診断されて，治療が進んだよ！

後天性血友病A

本症は稀な疾患で，後天性に第Ⅷ因子に対するインヒビターが出現し，第Ⅷ因子活性が著しく低下するよ．病状の悪化に伴い，突発的な皮下出血や筋肉内出血などの出血症状を呈する疾患であり，適切に治療をしなければ重篤な出血も稀ではないよ．自己免疫疾患・腫瘍性疾患・妊娠分娩・薬物などに依存して発症する場合と，基礎疾患が明らかでない特発性（25〜63.3％）の疾患の場合があるんだ．

近年，さまざまな治療法が開発されて，遺伝子組換え活性型第Ⅶ因子製剤・活性型プロトロンビン複合体製剤・乾燥濃縮人血液凝固第Ⅹ因子加活性化第Ⅶ因子製剤（FX/FⅦa）などが後天性血友病Aに有効であるため，本症例のような重篤な出血の際には即日結果が出る交差混合試験を早期に行い，治療を検討しましょう！

表2 APTT延長の鑑別疾患と検査結果の見かた

	第Ⅷ因子活性	第Ⅷ因子インヒビター検査	von Willebrand因子活性	LA	交差混合試験（クロスミキシング試験）
後天性血友病A	低下	陰性	正常	陰性	・即時反応：補正されるないしは直線的 ・遅延反応：補正されず，上に凸が増強される
先天性血友病A	低下	陽性	正常	陰性	・即時反応：容易に補正される ・遅延反応：容易に補正される
von Willebrand病	低下	陰性	低下	陰性	/
LAの関与	正常ないしは低下	陰性ないしは偽陽性	正常	陽性	・即時反応：直線的ないしは補正されない ・遅延反応：直線的ないしは補正されない

文献3，4より作成．

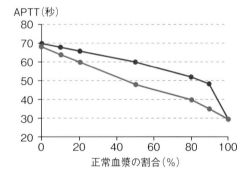

図 交差混合試験（クロスミキシング試験）
●が即時反応，●が遅延反応．

PT正常でAPTT延長の症例は，早期に交差混合試験を行い，早期治療を行おう！

引用文献

1）西川真子：PT正常APTT延長（前編）何を確認，検査したらいいの？．レジデントノート 2022年6月号：652-653，2022
2）西川真子：PT正常APTT延長（後編）どう解釈するの？．レジデントノート 2022年7月号：1036-1037，2022
3）後天性血友病A診療ガイドライン作成委員会：後天性血友病A診療ガイドライン 2017年改訂版．血栓止血誌，28：715-747，2017
4）家子正裕：クロスミキシング試験を臨床に活かすには．医療と検査機器・試薬，35：867-872，2012
5）日本血栓止血学会：インヒビター保有先天性血友病患者に対する止血治療ガイドライン 2013年改訂版．2013

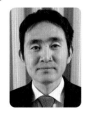

今月のけんさん先生は…
東海大学医学部臨床検査学の後藤和人でした．
東海大学は，指導医・研修医の対話型臨地実習も行っています．臨床検査の初期研修・後期研修も検討ください．

日本臨床検査医学会・専門医会 広報委員会：
五十嵐 岳，上蓑義典，江原佳史，尾崎 敬，木村 聡，久川 聡，後藤和人，千葉泰彦，常川勝彦，西川真子，藤井智美，増田亜希子

臨床検査専門医を目指す方へ

日本臨床検査医学会
Japanese Society of Laboratory Medicine

日本臨床検査専門医会

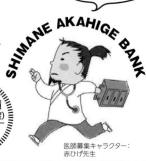
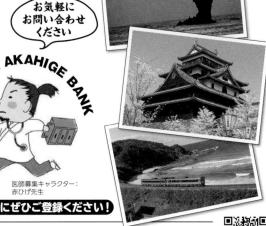

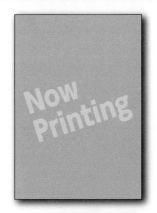

考える 心電図

波形と症状，検査所見から診断・病態を読み解く

第5回 心不全
〜心房細動の心電図診断〜

杉山洋樹（岡山済生会総合病院 内科），森田　宏（岡山大学学術研究院医歯薬学領域 先端循環器治療学）

▶ はじめに

　　心不全の基礎疾患は多岐にわたり，心電図所見のみからすべてを診断するのは不可能です．しかしながら，心不全をきたしうる疾患を心電図所見から迅速に認識し，適切な治療を早期に開始することが予後の改善に直結します．

症例　50歳代女性．
数日前より心窩部痛を自覚し，近医を受診．高度な頻脈を認めたため紹介となる．甲状腺機能は正常であった．既往に特記事項なし（検診は受けていない）．血圧100/48 mmHg，脈拍数180回/分．来院時の12誘導心電図を図1に示す．

▶ 心電図の所見・診断は何が考えられるか？

　　来院時の心電図は高度頻脈で，1拍ごとのRR間隔は不規則です．
　　所見の判読を容易にするため，以降は治療（レートコントロール）開始後の心電図で解説します（図2A）．

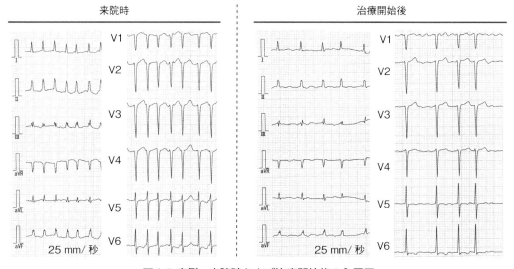

来院時　　　　　　　　　　　　　治療開始後

25 mm/秒　　　　　　　　　　　25 mm/秒

図1 ● 症例：来院時および治療開始後の心電図

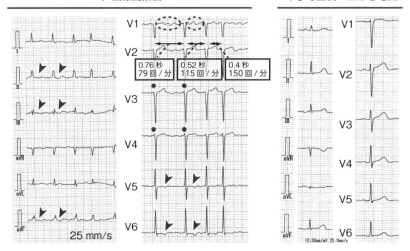

A) 治療開始後　　　　　　　　　　B) 参考症例：正常心電図

0.76秒
79回/分　0.52秒
115回/分　0.4秒
150回/分

25 mm/s

図2 ● 治療開始後の心電図，および参考としての正常心電図
細動波（⋮）・不規則なRR間隔（◀▶）およびR波増高不良（●）・陰性T波（➤）を認める．

　　参考・比較のため正常心電図（他症例）も示します（**図2B**）．
- P波は存在せず，特にV1誘導では細かい基線の揺れ（細動波）を認める．
- 1拍ごとのRR間隔は来院時と同様，完全に不規則である．
- V3・V4誘導において，R波高が著しく低い（R波増高不良：poor R wave progression）．
- V5・V6・Ⅱ・Ⅲ・aVF誘導において陰性T波を認める．

▶ どのように検査を進めるか？

　　心房細動の発症リスクとなる基礎疾患は高血圧・心不全・糖尿病・加齢・肥満，などを中心として多岐にわたります．特に心不全との関連は重要であり，肥大・弁膜症等を含めた心機能のチェックは必須です．

　　本症例では心エコーにて左室径の拡大（56 mm）および左室駆出率の低下（33 %）を認め，採血でBNP値の上昇（655 pg/mL），X線・CTで胸水貯留・肺うっ血を認めたことから心不全と診断しました．

　　心房細動における最大の合併症の1つが血栓塞栓症です．抗凝固療法の適応を決定する簡便な基準としてCHADS2スコア（**表**）があり，これを用いたリスク評価を早急に行う必要があります．

診断 ▶ **頻脈性心房細動　および，左室駆出率の低下した心不全**

　　P波の消失，基線の細動波，および不規則なRR間隔を認めることから心房細動と考えられます．
　　心房細動は，肺静脈から発生した速い興奮が心房内の多数の微細な電気的興奮の渦（microre-entrant circuit）を引き起こし，大小さまざまで非規則的な300〜600回/分の興奮が心房内で持続的に生じている状態です（洞結節の電気的活動は抑制されている）．その結果として心房全

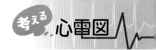

表 ● CHADS₂ スコア

リスク因子	点数
CHF（心不全）	1
HT（高血圧）	1
Age（75歳以上）	1
DM（糖尿病）	1
Stroke（脳梗塞，TIAの既往）	2

文献1より引用.
CHF：congestive heart failure，HT：hypertension，DM：diabetes
mellitus，TIA：transient ischemic attack（一過性脳虚血発作）
各リスク因子の頭文字を用いてネーミングされている．6点満点で点数
化し，0点を低リスク，1点を中等度リスク，2点以上を高リスクとす
る．1点以上でDOAC（direct oral anticoagulant：直接作用型経口抗
凝固薬）による抗凝固療法が推奨される．

体の収縮によるポンプ機能は失われており，心房内（左心耳）の血流停滞・血栓形成が誘発され全身性の血栓塞栓症（脳塞栓・上腸間膜動脈血栓塞栓症など）の主要な原因となります．

心房細動の一般的な自覚症状は動悸，息切れなどですが，40〜50％程度は無症候であり早期発見が難しいです．

鑑別診断

来院時心電図（図1）では高度頻脈であり，QRS波形同士が近接しているため細動波の観察は難しいです．また，頻脈下では一見するとRR間隔の不規則性がわかりにくく，発作性上室性頻拍（図3）と誤認される可能性があります．

さらに，心房細動ではなく「多発性の上室期外収縮」に対し，心電図自動診断が「心房細動」とコメントしてしまう事例に少なからず遭遇します（図4）．判読者が診断を誤れば，無用の抗凝固療法が導入され予後が悪化する可能性があります．

ポイント①　心房細動の波形はV1誘導で認識しやすい．

解剖学的な電極の位置関係から，一般的にV1誘導が右房の電気的活動を反映しやすいです（図5）．心房細動は個々の興奮の起電力が小さく無指向性であり，解剖学的に離れた位置の誘導では捉えにくい傾向があります．

ポイント②　RR間隔の不整は，心房細動における最大の特徴である．

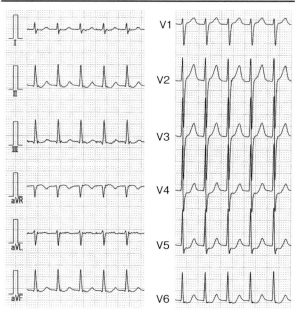

図3● 発作性上室性頻拍

RR間隔は完全に一定している.

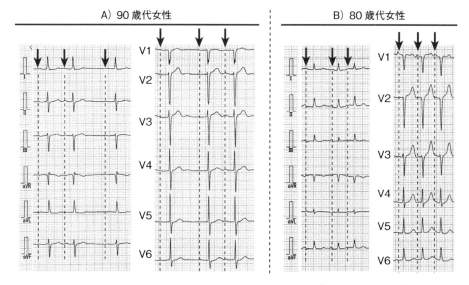

図4● 心電図自動診断が誤って「心房細動」とした多発性の上室期外収縮

P波の存在を➡と - - -で示す.

A）P波が小さく自動診断上で認識されていない可能性がある.

B）上室期外収縮が頻発し，細動波と誤認された可能性がある.

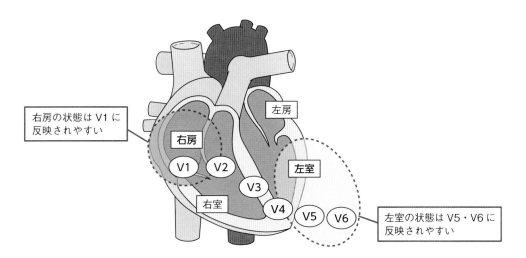

図5 ● 胸部誘導における位置関係の模式図
V1誘導は右房の活動を反映しやすい．一方V5・V6誘導は左室の状態を反映しやすい．

右房の状態はV1に反映されやすい

左室の状態はV5・V6に反映されやすい

正常な洞調律の刺激伝導

　心房細動との比較のため，正常な洞調律における刺激伝導のプロセスを図6に示します．

　洞結節（sinus node）の規則的な興奮（正常では50〜100回/分程度＝**0.6〜1.2秒間隔**）をトリガーとして，心房が興奮します．心房の興奮は房室結節（AV node）に侵入し，適切な遅延伝導によるタイムラグ（PR間隔：0.12〜0.2秒）を得たうえで心室に伝導されます（このタイムラグによって，心房収縮→左室充満の協調が成立する）．その直後，房室結節は「不応期」と呼ばれる短時間（0.3〜0.4秒程度）の活動休止状態となります．正常の状態では，洞結節が再度興奮するタイミングにおいて房室結節はすでに不応期から脱しています．

心房細動の刺激伝導

　心房細動における刺激伝導のプロセスを図7に示します．

　心房内に持続的に発生している高頻度の興奮（300〜600回/秒）は，房室結節にランダムなタイミングで侵入していきますが，その大部分が**房室結節の不応期**により心室まで伝導されずに消失します．心房からのランダムな刺激に晒されて不応期に入った房室結節は，ランダムなタイミングで**不応期から脱した瞬間**に心室への刺激伝導を生じ（QRS波出現），再び不応期に入ります．そのため，QRS波の出現する間隔は1拍ごとに完全に不規則となります（絶対性不整脈）．

　正常洞調律においては「洞結節の興奮頻度」が心拍数を決定しているのに対し，心房細動においては「房室結節の伝導性」が心拍数を決定します．一般的に，洞結節が興奮する間隔（0.6〜1.2秒）に比し**房室結節の不応期は有意に短い**ことから，心房細動の場合は洞調律時よりも心拍数が高い傾向となります．

　そのため洞不全症候群に発作性心房細動が合併した場合，**洞調律時は高度徐脈ですが心房細**

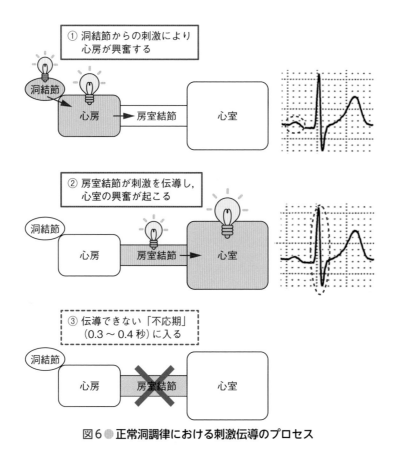

① 洞結節からの刺激により
心房が興奮する

洞結節

心房 → 房室結節 心室

② 房室結節が刺激を伝導し，
心室の興奮が起こる

洞結節

心房 房室結節 → 心室

③ 伝導できない「不応期」
（0.3 ～ 0.4 秒）に入る

洞結節

心房 房室結節 ✕ 心室

図6 ● 正常洞調律における刺激伝導のプロセス

動時は高度頻脈となる「徐脈頻脈症候群」の症例が存在します．

ポイント③ 心電図モニタにおける心拍数の経時的記録（トレンド）のグラフは有用である

心房細動の「1拍ごとにRR間隔（＝心拍数）が異なる」および「心拍数が高い傾向」という
性質は，心拍数の経時的記録（トレンド）で特徴的に表現されます（**図8**）．

▶ R波増高不良と陰性T波

ポイント④ R波増高不良，陰性T波は心筋障害の可能性を示唆する

R波高は連載第3回（2023年6月号，p.661）で述べたように，誘導の方向に対する「起電力
のベクトル」を反映し，正常のR/S比はV1で低くV5・V6に向かうにつれて上昇します．
R波の減高（増高不良）・消失の原因として以下のようなものがあげられます．
- 心筋梗塞や各種の心筋障害（心筋炎，アミロイドーシス，肥大型心筋症，など）
- 心腔の拡大・気腫性肺疾患を原因とした圧迫等による，心臓の時計回転（電極位置から観
  察する起電力ベクトルが「遠ざかる方向」に変位）．

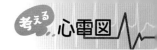

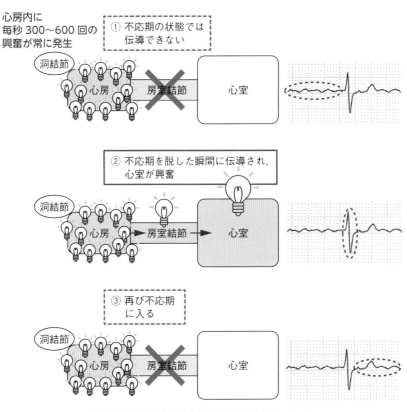

図7 ● 心房細動における刺激伝導のプロセス

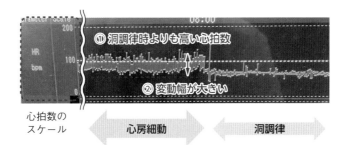

図8 ● 発作性心房細動における心拍数トレンドグラフの一例（本症例のものではない）
洞調律時は，期外収縮によるRR間隔の乱れはあるが全体的な心拍数はおおむね一定している．
心房細動では，洞調律時に比し心拍数は高い傾向となり「不規則なRR間隔による心拍数の変動」はグラフ上
下幅の拡大として表現される（この例では薬物治療により全体的な心拍数低下が図られている）．

　　　陰性T波の原因については虚血性心疾患・心室肥大・心筋症・心筋炎など数多くの心筋障害
があげられます．解剖学的な位置関係から，左室の肥大・虚血などはV5・V6誘導に反映され
やすいです（図5）．

R波増高不良・陰性T波は正常亜型である場合も多く，ほかの所見とあわせて総合的に解釈する必要があります．

本症例では心筋障害による起電力の低下，左室拡大などが複合した結果と考えられました．

▶ 頻拍誘発心筋症

> **ポイント⑤** 頻脈性不整脈が原因で心機能低下をきたす場合がある

心房細動・心房粗動，および心室期外収縮の頻発（総心拍の10％以上）などの頻脈性不整脈が長期間持続することにより左室収縮能の低下をきたす症例があり，「頻拍誘発心筋症」と称されます．しかしながら，臨床上は「頻脈が原因で心機能が低下した」のか「心機能が低下したので頻脈となった」のかを正確に鑑別するのが難しいこともあり，詳細は不明な点が多いです．

本症例ではレートコントロールおよびカテーテルアブレーションによる洞調律化により急速に左室収縮能が改善したことから，頻拍誘発心筋症の可能性が考えられました．

▶ おわりに

心房細動は，心不全のみならず重症の血栓塞栓症を併発し不幸な転帰をたどる場合があります．正確な心電図の判読力と早期の対応力はプライマリ・ケアの観点からも重要です．

◆ 引用文献

1）Gage BF, et al：Validation of clinical classification schemes for predicting stroke：results from the National Registry of Atrial Fibrillation. JAMA, 285：2864-2870, 2001（PMID：11401607）

杉山洋樹
（Hiroki Sugiyama）
岡山済生会総合病院 内科
1999年鳥取大学卒業．
2015年より現職．

森田 宏
（Hiroshi Morita）
岡山大学学術研究院医歯薬学領域 先端循環器治療学
1992年岡山大学卒業，岡山大学病院，大阪市立総合医療センターで研修を行い，2004年から3年間，米国インディアナ大学クラナート心臓研究所に留学．2013年より現職．

Practice-Changing Evidence

いつもの診療をアップデート

第10回

本連載では，臨床現場ではまだ十分に実施されていないものの，今後の常識となりうる「診療を変えるエビデンス（Practice-Changing Evidence）」を紹介します．今の診療を見直して，より良い病棟診療を目指しましょう．

急性虫垂炎の抗菌薬による保存療法

鈴木智晴

浦添総合病院 病院総合内科／質の高い病棟診療ワーキンググループ（日本病院総合診療医学会）

Point

● 虫垂炎は抗菌薬による保存療法を選択する余地がある

● 糞石を伴う虫垂炎では約半数が再発するため共同意思決定が重要である

● 術後の抗菌薬治療期間は短縮しうるが，再入院率が上がるデメリットがある

はじめに

　　入院期間の短縮は入院診療の大きなトピックで，それは内科患者だけにとどまりません．急性腹症（手術などの侵襲的な治療を伴うことの多い腹部の疾患）の代表である虫垂炎でも，入院期間の短縮をアウトカムにする研究がなされてきました．虫垂炎を手術せずに抗菌薬で治療する保存療法では入院期間の短縮が期待され，医療費が高額な米国で特に注目されています．今回は，虫垂炎の保存療法に関する臨床研究をご紹介します．

症例

　　22歳女性．特記すべき既往なし．2日前からの上腹部の違和感に続き12時間前から右下腹部に痛みが生じ，発熱と倦怠感も合併したために救急外来を受診した．

　　痛みの程度はnumerical rating scale（NRS）で10点満点中7点程度，波はない．上腹部に放散痛あり．随伴症状：嘔気なし，下痢なし，便秘なし．排尿に関する症状は特になし．背部痛なし．妊娠出産歴：0G0P，月経は1週間前で予定通りの周期であった．

　　体温37.8℃，血圧118/70 mmHg，脈拍数92回/分・整，呼吸数20回/分，酸素飽和度100％（室内気）．頭頸部〜胸部に特記すべき所見なし．腹部：手術痕なし．平坦・軟，蠕動音の減弱なし．McBurney点に圧痛あり．反跳痛なし．tapping tendernessなし．

　　採血検査：白血球14,400/μL（桿状核球18％），Hb 12.4 g/dL，MCV 82 fL，血小板25万/μL，CRP 8.0 mg/dL．尿中hCG検査：陰性．

　　腹部エコー／腹部造影CT：1 cm程度に腫大した虫垂あり．fat strandingなし．盲腸の壁肥厚は虫垂根部付近のみ．虫垂周囲やDouglas窩に腹水なし，糞石あり，その他付属器や尿路の異常所見なし．

指導医：診断はどうでしょうか.

研修医：急性虫垂炎でよいと思います. 糞石があるので手術になりますかね…. 腹膜刺激症状はなし，患者さんは，介護が必要な家族が家にいるので手術を受けたくないとおっしゃっています. どうしましょうか.

指導医：糞石を伴う虫垂炎ではありますが，抗菌薬で保存的に治療しうるという報告があります. 外科の先生へも相談しておきつつ，保存療法を適応できるかどうか論文を見てみましょう.

論文1 成人の虫垂炎では，抗菌薬による保存療法は手術に比べて健康関連QOLをアウトカムとした治療成績は劣らない

Flum DR, et al：A Randomized Trial Comparing Antibiotics with Appendectomy for Appendicitis. N Engl J Med, 383：1907-1919, 2020（PMID：33017106）

● 背景：糞石を伴う虫垂炎を含めた，虫垂炎の保存療法に関する知見は乏しかった

古くは1950年代から虫垂炎の保存療法に関する報告がされており[1]，その後も手術療法ではなく抗菌薬で保存的に治療する戦略についての論文が発表されてきました. しかしながら，合併症を起こしやすいとされる糞石のある虫垂炎の患者は対象から除外する研究が多く，糞石のある虫垂炎では保存療法が適応しにくい状況でした. 本研究では糞石を伴う虫垂炎の患者も研究に組み入れ. 保存療法が手術療法に劣るかどうか，また糞石がある場合の保存療法のアウトカムについて検証しています[2].

● 方法：多施設非盲検ランダム化非劣性試験

本研究は米国で実施された多施設非盲検ランダム化試験（非劣性デザイン）です. 救急外来で急性虫垂炎と診断された18歳以上の患者が，抗菌薬による保存療法を受ける群（介入群）と虫垂切除術を受ける群（対照群）にランダム割付されました. 過去の研究では糞石を伴うケースを除外していましたが，本研究では糞石の有無を問わずに組み入れ，糞石を伴う群をあらかじめサブグループとして設定していました. なお，保存療法では最短24時間以内は静注抗菌薬で治療することとし，その後は経口に切り替えて退院できるということにしていました. アウトカムは健康関連quality of life（QOL）で，patient-reported outcome（PRO：患者報告アウトカム）であるEQ-5D質問紙票を用いて評価されました.

抗菌薬

- 初期の静注薬：エトラペネム単剤，またはメトロニダゾール＋次のいずれかの薬剤（セフトリアキソンまたはレボフロキサシン）（※エトラペネムは国内未販売）
- 残りの治療期間の経口薬：メトロニダゾール＋次のいずれかの薬剤（シプロフロキサシンまたはセフジニル）

EQ-5D

日本語でも妥当性が検証されている健康関連QOL測定のためのPROで，0〜1の値をとり，1に近づくほどQOLが高いことを示します．

● **結果：健康関連QOLは非劣性だが合併症・抗菌薬への過敏症・糞石に注意**

保存療法776名（平均年齢38±13歳），手術療法776名（平均年齢38±14歳）の計1,552名が組み入れられました．糞石の有無を問わず，健康関連QOLは手術療法に比べ保存療法が非劣性で，保存療法では休職や休学の日数が3.5日ほど短縮しました（5.3日 vs 8.8日）．ただし，保存療法を受けた群では腹腔ドレナージ，抗菌薬への過敏症の割合が増えました．

保存療法を受けた患者の約3割が，90日以内に虫垂切除術を受けました．ここで気をつけたいのは，糞石があると虫垂切除術を受ける可能性が高くなるということです．糞石がない場合は手術を受ける割合は25％で，対して糞石がある場合は41％が手術となりました．

● **考察と臨床への応用：糞石がある場合はより高度なshared-decision makingが求められる**

保存療法は入院期間が短くなる，怖い（かもしれない）手術を受けなくてもすむ，というメリットはありますが，約3割の患者さんが3カ月以内に手術になることを説明しておく必要があります．また，糞石がある場合は保存療法により慎重になったほうがよく，約4割で手術になる（五分五分よりはマシかもしれない）ということについて情報を共有し，治療方針を相談するのがよさそうです．

論文2 虫垂切除術術後の抗菌薬治療期間を5日から
2日に短縮しても，感染症関連の合併症および
死亡の複合アウトカムは非劣性だった

de Wijkerslooth EML, et al：2 days versus 5 days of postoperative antibiotics for complex appendicitis：a pragmatic, open-label, multicentre, non-inferiority randomised trial. Lancet, 401：366-376, 2023（PMID：36669519）

● **背景：合併症の多い複雑性虫垂炎で，術後の抗菌薬治療期間を短縮できるのか？**

論文1では保存療法によって入院期間が短縮しました．**論文2**は手術療法，特に合併症を起こしやすい複雑性虫垂炎で術後の抗菌薬治療期間を短縮できないか，という臨床疑問を解決すべくデザインされた研究です．

● 方法：多施設非盲検ランダム化非劣性試験

　　本研究はオランダで実施された多施設非盲検ランダム化試験（非劣性デザイン）です．術中所見で複雑性急性虫垂炎と診断され，静注抗菌薬を術後8時間以内に開始された8歳以上の患者が，術後24時間以内に2日間の術後抗菌薬治療群（介入：2日群）と5日間の術後抗菌薬治療群（対照：5日群）にランダム割付されました．主要アウトカムは90日以内の感染症関連の合併症（腹腔内膿瘍および創部感染）と死亡をあわせた複合エンドポイント（主要エンドポイント）の絶対リスク差で（非劣性マージン7.5％），年齢と虫垂炎の重症度で調整されました．「非劣性マージン7.5％」とは，複合エンドポイントの絶対リスク差が7.5％未満であれば非劣性と扱う，ということで，集積する症例数もこれをめざして収集されました．妊婦や免疫不全者は除外され，副次アウトカムとして抗菌薬関連の有害事象や，あらゆる術後合併症，再手術や再検査（放射線検査），再入院を含めた総入院期間などが設定されました．

● 結果：術後の抗菌薬治療期間を2日間に短縮しても，感染症関連の合併症および死亡の複合エンドポイントにおける絶対リスク差は5日間の治療に比べ非劣性だった

　　1,005名（2日群502名，5日群503名）が対象となりました．90日以内の感染症関連の合併症と死亡をあわせた複合エンドポイントの絶対リスク差は2日群で非劣性でした（2日群10％ vs 5日群8％，絶対リスク差2.0％，95％CI −1.6〜5.6）．また，その他合併症の頻度には差がなく，再手術や再度放射線画像検査を受ける割合にも差がありませんでした．抗菌薬による有害事象も減りましたが，一方で2日群では再入院が12％と5日群と比べ高いという結果でした（12％ vs 6％；オッズ比2.1，95％CI 1.3〜3.4）．

● 考察と臨床への応用：術後の抗菌薬治療期間は短縮しうるが，9〜10人に1人が再入院するかもしれないと情報共有しておく必要がある

　　短期の抗菌薬治療でも腹腔内膿瘍や創部感染および死亡において非劣性，かつ抗菌薬による有害事象が70％減り入院期間も2日短縮したというメリットがありました．ただし，短期治療群では12％の再入院があり，患者さんと，短期の抗菌薬治療のデメリットとして情報を共有しておくことが重要です（5日間治療しても6％の方が再入院しますということも含めて）．

　　また重要な除外基準に妊婦，免疫不全者がありますので注意が必要です．

▌症例のその後

　　セフトリアキソンとメトロニダゾールの点滴を行い，1泊だけ入院で経過をみることにした．飲水に問題がないか，敗血症の徴候が出現しないか慎重に経過観察を行った．特に問題はなく腹痛はNRS 3程度まで軽快し，水とゼリーを摂ることができた．半々くらいで再発するかもしれないということ，痛みが急に引いた際は虫垂の破裂の可能性があることを説明し，その他懸念がある際には問い合わせと受診をしてもらえるように依頼し退院とした．
退院処方：セフジニル（第3世代セフェム），メトロニダゾール

研修医：2日間は入院していただきましたが，患者さんの希望に沿えてよかったです．

指導医：そうですね，できるだけ安全な方法で患者さんの希望を叶えられるように，共同意思決定を行うことが大切ですね．

退院翌日に電話で経過を伺ったが，特に体調の悪化はなし．1週間後の外来ではほぼ痛みがなくなり食事も摂れているということだった．1カ月以内の再発が多いことについて留意いただき，適宜問い合わせと受診をしていただけるように依頼した．

おわりに

patient centered care（患者中心の医療）という概念がありますが，患者さんの意向を尊重することはもちろん，医学的に患者さんの意向に沿うことができるのか，あるいは希望に近づけることができるのか，ということを一緒に考えて意思決定を行っていくプロセスが今後も重要になると思います．

◆ **文献** （読ん得度：読んで得するかどうかについてを著者が一定の吟味と偏見で決めた指標）

1）Coldrey E：Treatment of Acute Appendicitis. Br Med J, 2：1458-1461, 1956（PMID：20788623）
↑1956年の論文です．60年以上前から保存療法について検討が行われていたのが驚きでした．読ん得度：★☆☆☆☆

2）Flum DR, et al：A Randomized Trial Comparing Antibiotics with Appendectomy for Appendicitis. N Engl J Med, 383：1907-1919, 2020（PMID：33017106）
↑論文1です．糞石がある虫垂炎の患者を解析に含めた画期的な研究．読ん得度：★★★★★

3）de Wijkerslooth EML, et al：2 days versus 5 days of postoperative antibiotics for complex appendicitis：a pragmatic, open-label, multicentre, non-inferiority randomised trial. Lancet, 401：366-376, 2023（PMID：36669519）
↑論文2です．持病のない若い方だと，入院期間が短くなるのは嬉しいですよね．読ん得度：★★★★★

4）Lang CC, et al：Bioavailability of cefuroxime axetil：comparison of standard and abbreviated methods. J Antimicrob Chemother, 25：645-650, 1990（PMID：2351625）

鈴木智晴
Tomoharu Suzuki

浦添総合病院 病院総合内科
質の高い病棟診療ワーキンググループ（日本病院総合診療医学会）
国際標準を知ったうえで治療を個別化し，多疾患併存の患者を上手に診ることができるのが病院総合診療医（ホスピタリスト）の専門性のひとつだと思います．本連載で「質の高い病棟診療」に興味を持っていただければ，これほど嬉しいことはありません．質の高い病棟診療ワーキンググループ公式note「ホスピタリストって知ってます？」もよろしくお願いします．（二次元コード：https://note.com/hospitalistwg/）

紹介した論文のまとめ

		①Flum DR, et al：A Randomized Trial Comparing Antibiotics with Appendectomy for Appendicitis. N Engl J Med, 383：1907-1919, 2020（PMID：33017106）	②de Wijkerslooth EML, et al：2 days versus 5 days of postoperative antibiotics for complex appendicitis：a pragmatic, open-label, multicentre, non-inferiority randomised trial. Lancet, 401：366-376, 2023（PMID：36669519）
	クリニカルクエスチョンとその回答	**重要度：★★★★★** ・成人の虫垂炎では，抗菌薬による保存療法は手術に比べて健康関連QOLをアウトカムとした治療成績は劣らないか？ →Yes. EQ-5Dで評価された健康関連QOLは非劣性であった．また副次アウトカムとして，早期復職・復学が可能となった．ただし，保存療法後90日以内に虫垂切除術に至る割合は，糞石がある群で高かった（41％ vs 25％）．	**重要度：★★★★★** ・複雑性虫垂炎の術後の抗菌薬治療において合併症の頻度は5日間の治療に比べて短期間（2日）の治療でも劣らないか？ →Yes. 術後2日間の治療でも，合併症の頻度は変わらなかった．むしろ抗菌薬関連の有害事象は2日間の治療のグループで減少した．しかし，2日間の治療では再入院率が高かった（12％ vs 6％，OR 2.1，95％ CI 1.3～3.4）
研究デザインと方法	研究の方法論と対象	**方法論** ・米国の多施設非盲検ランダム化非劣性試験 **対象** ・英語またはスペイン語話者で18歳以上，救急外来での画像検査で虫垂炎と診断された患者 **主な除外基準** ・敗血症性ショック（ただし輸液で軽快すれば除外しない） ・汎発性腹膜炎 ・反復した虫垂炎 ・画像で重篤な蜂窩織炎性虫垂炎と判断した場合 ・穿孔性膿瘍 ・フリーエア ・中等量以上の腹水 ・悪性腫瘍の所見あり　など ※糞石の有無は問わない	**方法論** ・オランダの多施設非盲検ランダム化非劣性試験 **対象** ・8歳以上の複雑性虫垂炎患者（腹腔鏡下虫垂切除術後） ・米国麻酔科学会分類 Performance status Ⅰ～Ⅲ ・複雑性：術中所見で壊死，穿孔，膿瘍，腹膜炎を合併 **主な除外基準** ・妊婦 ・免疫不全者 ・臨床試験で使用する薬剤への過敏症がある ・適切なソースコントロールができなかった ・臓器障害を伴う敗血症 免疫不全：血液悪性腫瘍，HIV/AIDS，骨髄移植後，脾摘後，先天性多重免疫不全，化学療法中，血液透析，骨髄/固形臓器移植，免疫抑制薬の使用中
	介入（曝露）と対照，アウトカム	**介入（曝露）と対照** ・抗菌薬による保存治療を受けた群（介入：保存療法）vs 虫垂切除術を受けた群（対照：手術療法）を比較． ・サブグループは糞石のある虫垂炎患者． ・抗菌薬は最短で24時間以内は静注で治療し，経口薬に切り替えて10日間の治療． ・退院24時間後，1，2，4週間後，1年以内は3カ月ごと，その後は1年後にフォローされた． **アウトカム** ・主要アウトカム：健康関連QOL（ランダム化から30日でのEQ-5Dで評価，EQ-5Dの値は0～1の範囲で，1に近づくほどQOLが高い）． ・副次アウトカム：抗菌薬で治療された群での虫垂切除術，自覚症状の改善（自発痛，圧痛，発熱），重大な有害事象，ACS NSQIP定義の合併症（腹腔ドレナージなど），抗菌薬への過敏症，Clostridioides difficile感染症，拡大手術（小腸・結腸合併切除，再手術，開腹手術，大腸ストーマ，回腸ストーマ），虫垂穿孔の術中/病理所見，虫垂の新生物，虫垂炎に関連する症状での救急外来受診，再入院率，入院日数，救急外来受診日数，休職日数（本人および介護者），医療費の自己負担額．	**介入（曝露）と対照** ・術後2日間の静注抗菌薬治療（介入：2日群） ・術後5日間の静注抗菌薬治療（対照：5日群） 抗菌薬は術後8時間以内に開始され，術後24時間以内に介入群または対照群にランダム割付された． 〈静注抗菌薬〉 セフロキシム＋メトロニダゾール セフトリアキソン＋メトロニダゾール ゲンタマイシンの併用は病院ごとのプロトコルに従って実施 **アウトカム** ・主要アウトカム：90日以内の感染症関連の合併症と死亡をあわせた複合エンドポイント（主要エンドポイント）の絶対リスク差． （年齢と虫垂炎の重症度で調整，非劣性マージン7.5％） 感染症関連の合併症：腹腔内膿瘍および創部感染． ・副次アウトカム：術後の抗菌薬治療期間，腹腔内膿瘍・創部感染の割合，あらゆる術後合併症，抗菌薬関連有害事象，抗菌薬の再開，再手術または放射線診断の再検査，総入院期間，術後の画像検査の種類・回数，費用．
結果と結論		**参加者** 1,552名〔保存療法776名（平均年齢38±13歳）、手術療法776名（平均年齢38±14歳）〕が組み入れられた．ランダム割付の結果，患者背景には有意差なし． **代表的な結果** ・主要アウトカム：糞石の有無を問わず，健康関連QOLは手術療法に比べ保存療法が非劣性だった． ・副次アウトカム： 　・保存療法後の虫垂切除術の施行 　　48時間以内に11％，30日以内で20％，90日以内で29％（糞石あり41％，糞石なし25％） 　・救急外来の受診：保存療法9％ vs 手術療法4％ 　・治療後の入院率：保存療法24％ vs 手術療法5％ 　・有害事象 　　腹腔ドレナージ：保存療法2.5％ vs 手術療法0.5％ 　　抗菌薬への過敏症：保存療法3.3％ vs 手術療法0.2％ 　　休職・休学日数：保存療法5.3％ vs 手術療法8.8％ 　・糞石がある場合に7日以内で症状がなくなる可能性は手術に比べ保存療法で0.81倍（95％ CI 0.64～1.03） **結論** 健康関連QOLは保存療法でも低下せず，休職・休学期間は保存療法群で短かった．ただし糞石があると90日以内に約4割が虫垂切除術を受けた．	**参加者** 1,005名（2日群502名，5日群503名） ランダム割付の結果，患者背景には有意差なし． **代表的な結果** ・主要アウトカム：90日以内の感染症関連の合併症と死亡をあわせた複合エンドポイントの絶対リスク差は2日群で非劣性だった（2日群10％ vs 5日群8％，絶対リスク差2.0，95％ CI −1.6～5.6）． ・副次アウトカム：合併症および再手術または放射線診断の再検査には差がなかった．また2日群で抗菌薬関連有害事象が少なかった（9％ vs 22％，オッズ比0.3，95％ CI 0.2～0.5）． 　一方で再入院は2日群で多かった（12％ vs 6％，オッズ比2.1，95％ CI 1.3～3.4）．入院期間は2日群が3日間，5日群が5日間で2日間短縮した． **結論** 術後抗菌薬治療期間を2日間に短縮しても，感染症関連の合併症および死亡の複合エンドポイントにおけるリスク差は5日間の治療にくらべ非劣性だった．また短期の抗菌薬治療群では抗菌薬による有害事象が70％少なく，入院期間が2日間短縮した．

ACS NSQIP：American College of Surgeons, National Surgical Quality Improvement Program（米国外科学会 手術の質改善プログラム）

	① Flum DR, et al：A Randomized Trial Comparing Antibiotics with Appendectomy for Appendicitis. N Engl J Med, 383：1907-1919, 2020（PMID：33017106）	② de Wijkerslooth EML, et al：2 days versus 5 days of postoperative antibiotics for complex appendicitis：a pragmatic, open-label, multicentre, non-inferiority randomised trial. Lancet, 401：366-376, 2023（PMID：36669519）
実臨床への応用	臨床応用のしやすさ：★★★★☆ ・糞石の有無を問わないという頑健なデザインだが，糞石があると抗菌薬への治療反応性が低下し（92％→78％），手術に至る割合が増えるという結果であった（25％→41％）. ・日本における成人の虫垂炎患者では，糞石がない場合は3割弱で手術に至るというリスクをふまえて保存療法を行う選択肢はありうる. **今日からできること** ・糞石のない虫垂炎では，共同意思決定のうえで保存的な抗菌薬治療が選択肢になる. ・糞石があっても保存療法は選択しうるが，手術に比べて症状が改善する効果が20％低いかもしれず，4割の方が結局手術になるということを共有して治療方針を相談する. ・本邦での大腸菌のアンピシリン/スルバクタム耐性率を考えると，セフジニル（第三世代セフェム）＋メトロニダゾールが経口治療の候補となる．ただし，院内で分離される大腸菌の感受性に問題がなければ（各医療機関のアンチバイオグラムを参照），アンピシリン/スルバクタムでも治療しうる.	臨床応用のしやすさ：★★★★☆ ・過去の研究の非劣性マージンは10％だったが，本研究は7.5％であった．より厳格な基準であったが短期の抗菌薬治療でも腹腔内膿瘍や創部感染および死亡において非劣性，かつ抗菌薬による有害事象が70％減り入院期間も2日短縮した，という結果は，実臨床での短期抗菌薬治療の適用を推進するかもしれない. ・ただし，短期間の抗菌薬治療では再入院率が12％であった．，再手術が増えたわけではなかったが，再入院の可能性について説明しておく必要はある. ・また，免疫不全者や妊婦は除外されているため，本エビデンスは適応できない. ・開腹手術になった症例では，5日間の抗菌薬治療を行ったほうが絶対リスク差が小さくなったので，開腹手術の症例では短縮を推奨できない. **今日からできること** ・抗菌薬適正使用チーム/感染管理チームは，外科医に，複雑性虫垂炎に対する腹腔鏡下手術でソースコントロールが十分であれば，術後の抗菌薬治療期間は2日間でよいと情報提供できる.

セフロキシムのバイオアベイラビリティは67.9％[4]

〈抗菌薬〉初期の静注薬：エトラペネム単剤，またはメトロニダゾール＋次のいずれかの薬剤（セフトリアキソンまたはレボフロキサシン）残りの治療期間の経口薬：メトロニダゾール＋次のいずれかの薬剤（シプロフロキサシンまたはセフジニル）

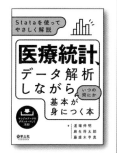

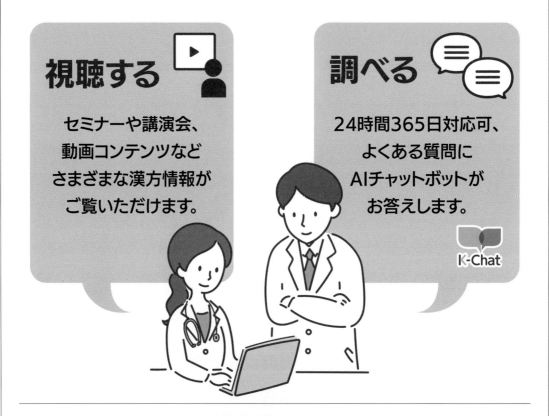
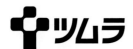

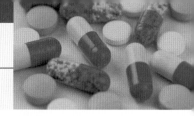

よく使う日常治療薬の正しい使い方

せん妄に対する正しい薬の使い方
せん妄予防と早期発見・早期対応

大谷恭平（加古川中央市民病院 精神神経科／認知症疾患医療センター）

◆薬の使い方のポイント・注意点◆

- ・せん妄の対応には抗精神病薬が一般的で，過活動型せん妄は直ちに対応が求められる．新しい抗精神病薬の知識を含めて，いくつかの使用方法を習得しよう
- ・せん妄予防にエビデンスのある睡眠薬や睡眠作用のある薬の知識をアップデートする必要がある

1. はじめに

せん妄は，日内変動や日間変動を伴う，注意力障害と認知機能障害を特徴とする急性障害である．日中患者さんに会ったときは穏やかで大丈夫と思っていたら，夕方になると表情硬くつじつまの合わないことを言っていることがある．**せん妄は1日1回の診察だけでは診断できない場合があり**，研修医は対

応の失敗体験から苦手意識をもちやすい．一方で夜間に症状が悪化することから，病棟看護師にとっては今晩すぐの対応が必要となる．

せん妄の発見が遅れると当然対応も遅れることになり，いったん発生してしまうと，術後せん妄など一過性のものを除き，混乱が収まるまでに時間がかかり，**患者さんの入院日数の延長や死亡率，重症化率に影響を与え**[1]，**認知症のリスク**[2] **も上昇する**．また，点滴自己抜針や転倒など医療安全上の問題と，病棟スタッフのメンタルヘルス問題という側面をもつ．そのため，せん妄の早期発見や早期介入・治療は重要である．

せん妄の原因は多要因であり，準備因子に直接因子が加わり発症する．直接因子は，急性の身体疾患による因子と入院後に続発するほかの因子に分類される（図1）．**せん妄の治療の第一選択は，直接因子**

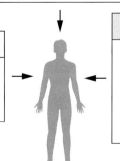

準備因子

高齢者，認知症，基礎疾患（身体・精神），フレイル，視覚・聴覚障害，アルコール乱用，低栄養，オピオイド・ベンゾジアゼピンの使用，せん妄の既往

急性の身体疾患による因子

手術，敗血症，感染，脱水，電解質異常，腎不全，肝不全，アルコール離脱，痙攣，心不全，96時間以上の機械的換気

入院後に続発するほかの因子

疼痛，二次的感染，侵襲的なデバイス，代謝異常，腸閉塞，輸血，睡眠不足，環境要因，家族との面会交流不足，鎮静，身体拘束，ベンゾジアゼピン，抗コリン薬，オピオイド，ポリファーマシー，長期間の機械的換気

図1　せん妄の原因
文献1より作成.

である感染や炎症，脱水などの身体治療やベンゾジアゼピン系睡眠薬などのトリガーとなる薬物の変更・中止だが，原因を特定できないことがしばしばある．特定できたとしても治療困難であったり，トリガーとなる薬物を減量・中止できなかったりする．例えば，間質性肺炎の急性増悪やがん治療で炎症を抑えるためにステロイドを開始した後にせん妄になったとして，ステロイドを中止するのは難しい．そのため危機介入として抗精神病薬が対処療法として使用されているのが実情である．回復の見込みの薄い終末期せん妄などの低活動性せん妄では，抗精神病薬使用は慎重に検討する．

2．せん妄予防のための薬物療法

　抗精神病薬は鎮静作用やParkinson症状などの錐体外路症状の副作用から誤嚥や転倒を起こしうる．**過鎮静はせん妄の大きなリスクとなり**，転倒・転落や誤嚥による死亡は，その後裁判に発展するケースが増えている．せん妄患者さんは身体的に悪化していることが多いため，薬物の使用はできるだけ短期間にとどめるべきである．この観点から，現在はせん妄の早期発見やハイリスク患者への予防的治療が重要視されており，せん妄や脳梗塞既往，認知症などハイリスク群の特定が重要になる．また，そのようなハイリスク群の患者さんに対してベンゾジアゼピン系睡眠薬を使用することで簡単にせん妄が生じる．

1）第一選択とすべき睡眠薬

　一方で，現在はせん妄に対する予防的効果をRCT（randomized controlled trial：無作為化比較試験）で認める睡眠薬（ラメルテオン[3]，スボレキサント[4]），と後ろ向き研究で認めるレンボレキサント[5]があり，せん妄ハイリスク患者を中心に予防を意識して使用されている．**この3種類の薬は依存性がほぼないため**，入院中に使用したとしても退院後中止しやすく第一選択とするべき睡眠薬である．なお，せん妄予防としての適応はなく（スボレキサントが現在治験中）すべてオフラベル（適応外使用）であり，不眠症治療としての使用となる．

❶ ラメルテオン

　ラメルテオンはメラトニン受容体作動薬であり，

覚醒リズムのホルモンであるメラトニンを分泌させる．頓用薬としては使用しづらく，眠前もしくは夕食後に定時で投薬する．効果は穏やかであり，転倒や誤嚥のリスクが少ない．最近はせん妄に対する予防的効果は少ないとする報告が増えている[6, 7]．

❷ スボレキサント

　スボレキサントはオレキシン受容体拮抗薬であり，覚醒作用のあるオレキシンの働きをブロックすることで睡眠作用をもたらす．長時間効果があるため，中途覚醒に効果があるが，15 mg錠や20 mg錠は頓用薬としては使用しづらい．**クラリスロマイシンやボリコナゾールなどと併用禁忌である**．Alzheimer型認知症に対する予防的効果を示唆する報告がある[8]．

❸ レンボレキサント

　レンボレキサントはオレキシン受容体拮抗薬であり，入眠困難に効果があり持続時間が4～5時間はある．そのため頓用使用も定期使用も可能である．**薬物相互作用が少なく，禁忌がない．粉砕・一包化も可能である**．

　なお，オレキシン受容体拮抗薬はREM睡眠（rapid eye movement sleep）を増やす働きがあり，悪夢の副作用がある．REM睡眠行動障害を合併する患者さんへの使用には議論がある．

> ・ラメルテオン（ロゼレム®）1回8 mg　1日1回
> 　眠前（もしくは夕食後）
> ・スボレキサント（ベルソムラ®）1回15 mg　1日1回
> 　眠前
> ・レンボレキサント（デエビゴ®）1回5 mg　1日1回
> 　眠前
> ・不眠時　レンボレキサント（デエビゴ®）1回2.5 mg
> 　1日2回可

2）抗うつ薬

　抗うつ薬のトラゾドンは，現在は依存性がない睡眠薬として使用されている．アメリカでは売り上げが上昇している薬[9]で，がん患者の低活動性せん妄に効果があるとする報告もある[10]．

> ・トラゾドン（レスリン®，デジレル®）　1回25 mg
> 　1日1回　眠前

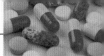

3）離脱せん妄の予防

　せん妄予防の例外として，アルコール離脱およびベンゾジアゼピン系薬物離脱せん妄があげられる．通常使用しないベンゾジアゼピン系の長時間型が予防に使用される．併せてビタミンB群の補充も行う．

> ・ジアゼパム（セルシン®）1回5mg　1日4回
> 　毎食後眠前
> ・ビタメジン®配合カプセル　1回2カプセル
> 　1日2回　朝夕食後

　アルコール性肝障害などの身体的に重篤な要素がある場合，半減期の短いロラゼパムの使用が推奨される．

> ・ロラゼパム（ワイパックス®）1回0.5mg　1日4回
> 　毎食後眠前

　離脱せん妄が落ち着いてきたら漸減中止する．

3．せん妄治療としての薬物療法

　前述のとおり，実臨床では対処療法として抗精神病薬を使用している．せん妄患者さんは感染や炎症，腎機能障害や肝障害など身体的な問題を多く抱えており，深い鎮静はかえって転倒・転落や誤嚥といった問題につながる．そのため，少なめの量から開始し，必要であれば追加するといった形が望ましい．

　なお，**使用はチアプリドを除きすべて適応外使用**にあたるが，保険審査上は，ハロペリドール，クエチアピン，ペロスピロン，リスペリドンの使用が認められている．

　ブロナンセリンは貼付剤であり消化管術後や腸閉塞，拒薬が続く患者さんのせん妄に使用できる．誤嚥や自己抜針がないため安全性が高い．

> 〈内服可能なとき（糖尿病がないとき）〉
> 　クエチアピン 1回12.5mg　1日2回可
> 〈内服可能なとき（糖尿病があるとき）〉
> 　ペロスピロン（ルーラン®）1回4mg　1日2回可
> 〈消化管術後や腸閉塞などで内服困難なとき〉
> 　ブロナンセリン（ロナセン®テープ）20mg　貼付
> 　1枚　1日1回
> 〈適応外使用ができないとき〉
> 　チアプリド（グラマリール®）1回25mg　1日2回可

　抗精神病薬や制吐薬の副作用としてアカシジアがある．両下肢を中心とした不随意運動が生じ，不快感と，不安焦燥を認める．せん妄の悪化と勘違いしやすく，意識しておく必要がある．治療は原因となる抗精神病薬の中止である．暫定的にアルプラゾラム（ソラナックス®）の使用も1つの方法であるが，せん妄悪化のリスクに注意する．

　クエチアピンは糖尿病に禁忌であるが，錐体外路症状がほとんどなくアカシジアのせん妄にも使用できる．Parkinson病やLewy小体型認知症などの患者さんにしばしば使用される．Lewy小体型認知症の場合は薬剤に対する過敏性があるため，クエチアピン細粒2〜5mgから開始する．

4．せん妄の不穏状態への危機介入

　不穏状態の患者さんへの危機介入は，アルコール離脱や統合失調症の急性期を含めるとさまざまな方法があるが，せん妄患者さんの場合は身体的に弱っている一方で拒薬や攻撃的言動を認めていることに注意する．ルートがある場合，ない場合で投薬内容も変わってくるため，いくつかのパターンを覚えておくとよい．

> 〈拒薬があり，ルートがあるとき〉
> 　ハロペリドール（セレネース®）0.5A（2.5mg）＋生理食塩水50mL　30分かけて点滴静注　1日2回可
> 〈拒薬があるがルートがないとき〉
> 　リスペリドン（リスパダール®）内用液0.5mL（0.5mg）　1日2回　水に溶いて内服可

　ハロペリドールやリスペリドンは鎮静作用が少ないため効果が十分でないと考えて1日に何度も使用しがちであるが，結果過鎮静となり誤嚥やParkinson症状が出現する．**過鎮静はかえってせん妄を悪化させる**ことを念頭に置く．

　舌下錠は静脈注射と同じで即効性がある．吸収まで10分ほど舌下に留め置くことが可能な患者さんには効果的である．舌上でも効率は下がるが吸収は可能である．

> ・アセナピン（シクレスト®）舌下錠　1回5mg
> 　1日2回可　舌下投与

A)
〈STEP 0：予防的介入〉

・眠剤：ロゼレム® 1回8 mg 1日1回　夕食後　／　不眠時ベルソムラ® 1回10 mg　1日2回まで
　　　　　　　　　　　　　　　　　　　　　もしくは　デエビゴ®1回2.5〜5 mg　1日2回まで
・不眠／不穏時 ……………………… ルーラン® 1回4 mg　1日2回まで
　　　　　　　鎮静ハイリスク ……… アリピプラゾール（エビリファイ®）1回3 mg　1日2回まで
（ゾルピデム，ブロチゾラム，エチゾラム，ゾピクロン，エスゾピクロン，ロルメタゼパム，エスタ
ゾラム，フルニトラゼパムなどの睡眠薬・抗不安薬は中止）　　　　※アルコール依存患者を除く

処方例

・ロゼレム®1回8 mg　1日1回　夕食後
・不眠時　　　　　デエビゴ® 1回2.5 mg　1日2回可（もしくは眠前1回，不眠時1回）
・不眠・不穏時　　ルーラン® 1回4 mg　1日2回可

〈STEP 1：治療的介入〉

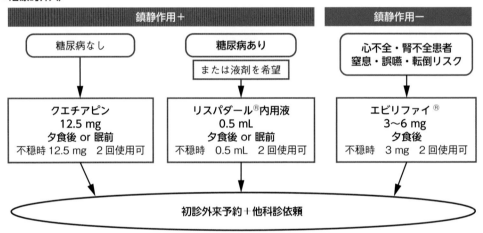

B)

不眠時（単なる不眠，ちょっとごそごそする程度）
内服可能→デエビゴ® 1回2.5 mg　1日2回まで
内服不可→ヒドロキシジン（アタラックス®P）1 A（25 mg）＋生食100 mL　1日2回まで
0時頃まで使用可

軽い不穏時（つじつまの合わない発言，独語程度）
内服可能　　　　　　　→ルーラン® 1回4 mg　1日2回まで
液剤であれば内服可能→リスパダール®内用液0.5 mL　1日3回まで
　※腎不全の場合はリスペリドンの使用は避ける
内服不可　　　　　　　→セレネース®0.5 A＋生食50 mL　1日2回まで

激しい不穏時
セレネース®0.5 A＋生食50 mL　1日3回まで
シクレスト®舌下錠 1回5 mg　1日2回まで　舌下

図2　せん妄予防・治療の薬物療法アルゴリズムの例
文献12より作成.

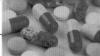

5. 組織的なせん妄対策

せん妄対策を病院全体で実践し、スクリーニングから症状ごとの対応、予防的介入、治療的介入を包括的に行うシステムが各病院で構築されている。DELTAプログラム[11]を基本として、せん妄予防・治療的薬物療法を組み合わせてアルゴリズム（**図2**に例を2つ示す）を作成し組織的なせん妄対策を行うことができる。

引用文献

1) Wilson JE, et al：Delirium. Nat Rev Dis Primers, 6：90, 2020（PMID：33184265）
2) Fong TG & Inouye SK：The inter-relationship between delirium and dementia：the importance of delirium prevention. Nat Rev Neurol, 18：579-596, 2022（PMID：36028563）
3) Hatta K, et al：Preventive effects of ramelteon on delirium：a randomized placebo-controlled trial. JAMA Psychiatry, 71：397-403, 2014（PMID：24554232）
4) Hatta K, et al：Preventive Effects of Suvorexant on Delirium：A Randomized Placebo-Controlled Trial. J Clin Psychiatry, 78：e970-e979, 2017（PMID：28767209）
5) Matsuoka A, et al：Evaluation of Suvorexant and Lemborexant for the Prevention of Delirium in Adult Critically Ill Patients at an Advanced Critical Care Center：A Single-Center, Retrospective, Observational Study. J Clin Psychiatry, 84：22m14471, 2022（PMID：36350599）
6) Aiello G, et al：Melatonin or Ramelteon for Delirium Prevention in the Intensive Care Unit：A Systematic Review and Meta-Analysis of Randomized Controlled Trials. J Clin Med, 12：435, 2023（PMID：36675363）
7) Dang V, et al：Prophylactic Use of Ramelteon for Delirium in Hospitalized Patients：A Systematic Review and Meta-Analyses. J Acad Consult Liaison Psychiatry, 64：65-72, 2023（PMID：35718086）
8) Lucey BP, et al：Suvorexant Acutely Decreases Tau Phosphorylation and Aβ in the Human CNS. Ann Neurol, doi：10.1002/ana.26641, 2023（PMID：36897120）
9) Wong J, et al：Trends in Dispensing of Zolpidem and Low-Dose Trazodone Among Commercially Insured Adults in the United States, 2011-2018. JAMA, 324：2211-2213, 2020（PMID：33258882）
10) Maeda I, et al：Low-Dose Trazodone for Delirium in Patients with Cancer Who Received Specialist Palliative Care：A Multicenter Prospective Study. J Palliat Med, 24：914-918, 2021（PMID：33577386）
11)「DELTAプログラムによるせん妄対策」（小川朝生，佐々木千幸/編），医学書院，2019
12) Otani K, et al：COVID-19 delirium and encephalopathy：Pathophysiology assumed in the first 3 years of the ongoing pandemic. Brain Disord, 10：100074, 2023（PMID：37056914）

【著者プロフィール】
大谷恭平（Kyohei Otani）
加古川中央市民病院 精神神経科 主任科部長/
認知症疾患医療センター長
精神保健指定医，日本精神神経学会専門医，日本老年精神医学会専門医，日本臨床精神神経学会専門医，精神科リエゾン専門医

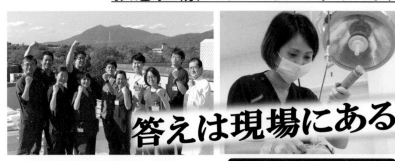
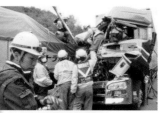
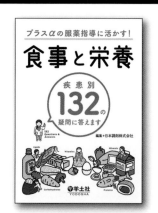

こんなにも面白い医学の世界

へぇ そうなんだー

からだのトリビア教えます

中尾篤典
（岡山大学医学部 救命救急・災害医学）

第107回 尿路結石とジェットコースター

　冷や汗が出るほど強い背部痛で救急外来を受診される患者さんのなかに尿路結石の方が多くおられます．尿路結石は，生涯に男性では11％，女性では6％に起きるとされる一般的な疾患です．救急外来ではなかなか根治的な治療を行うことができず，輸液をして，あとは鎮痛剤を処方して排石を待つ，という対応になることが多いのですが，早く排石させるためにジェットコースターがよい，という研究があります．

　この研究はディズニーランドでビッグサンダーマウンテン（※1）に乗った後に尿路結石が出てきた，と多くの患者さんが言っていたことがきっかけだそうです．本当にジェットコースターで排石されるかを確かめるために，患者さんから実際に排石された3つの異なる大きさの結石を用意し，腎臓のリアルな模型をつくってその中に結石を1つ入れて，さらにその模型をバックパックに入れ，20回ずつ自分でビッグサンダーマウンテンに乗り込んで実験しています．ちなみに，最初は子牛かブタの腎臓を使って実験しようとしたところ，腐敗の恐れや家族で楽しむアミューズメント施設には不適切だということで許可されなかったり，腎臓の模型を弾道ゼラチン（※2）でつくったら何度も乗るうちに壊れてしまったりするなど，研究者はこの実験を行うにあたって結構苦労されたみたいです．結果は，先頭座席では排石率が12.5％前後であったのに対し，最後部では約3分の2が排石されたそうです[1]．

　もちろん研究には突っ込みどころは山ほどあり，排石のための最適な速度や落下の条件についてもわかっていないのですが，この研究者は定期的なコースター乗車によって結石が手術を要する5 mm以上になる前にとり除くことができると主張しているのです．尿路結石については，アーユルヴェーダというインドの伝統的な医学ではハーブや特殊なワインを飲んだ後に馬に乗ると排石される，という報告[2]もあったり，アシュタンガヨガという特殊なヨガが一番いいぞ，という主張もあったりします．これらはOsteopathic Medicine，つまり自然治癒力を鼓舞する医学であり，われわれが慣れ親しんでいるいわゆる「西洋医学」とはかなり異なります．私が苦手とする分野ですが，こういう少しなじみが薄い分野からも大きな発見があるかもしれません．

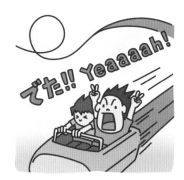

※1：ディズニーランドにあるジェットコースターの1つ
※2：人の筋肉に近い硬さのゼラチンで，銃弾の威力などを測るために用いられる

引用文献

1）Mitchell MA & Wartinger DD：Validation of a Functional Pyelocalyceal Renal Model for the Evaluation of Renal Calculi Passage While Riding a Roller Coaster. J Am Osteopath Assoc, 116：647-652, 2016（PMID：27669068）

2）Siddalingaiah SH & Mahesh RT：Renal Calculi Passage While Riding a Roller Coaster Has Ayurvedic Roots. J Am Osteopath Assoc, 119：282, 2019（PMID：31034062）

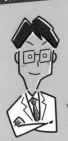
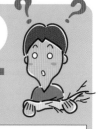

新連載

日常診療でこんなに役立つ!
漢方薬の使い方

漢方専門医が本音で教えます

吉野鉄大（慶應義塾大学医学部漢方医学センター）

日常診療でよく出合う場面で漢方薬を選ぶ際の考え方，使い分けを解説します．本連載では利便性のため本文でツムラの製品番号を併記しています．生薬は黄下線，漢方薬は緑下線で示します．

第1回　入院患者の便秘・術後のイレウス予防

◇ はじめに

　「日常診療でこんなに役立つ! 漢方薬の使い方」というタイトルでしばらく連載を担当する，慶應義塾大学医学部漢方医学センターの吉野 鉄大です．私は，自身が医学生のときにアトピー性皮膚炎に対する漢方薬の効果を体験したことをきっかけに，漢方医学の勉強をはじめました．幸いなことに指導医の先生方のご理解もあって，初期研修医のときから病棟で漢方薬を使用する機会に恵まれました．自分が処方選択した薬の効果を実感できるのは，現在の初期研修制度や医療事情のなかにあってはなかなか得難い経験だったと思います．

　本連載では，初期研修医・専攻医の先生方が病棟や救急外来でよく出合うと思われる場面で漢方薬を選択するとしたら，という設定で，少しでもお役に立てそうな内容をご紹介できればと思います．本連載は漢方医が執筆していますが，漢方薬以外も踏まえた薬剤選択を考えていくつもりです．

　初回は，ついつい約束処方のまま「便秘時センノシド2錠」などとしてしまいがちな病棟での便秘と，その関連として術後イレウスの予防に対しての漢方薬について概観してみたいと思います．なお今後，何度となく出てくる言葉として，薬用植物など天然物由来で単独のものを生 薬とよび，その生薬を複数組合わせたものを漢方薬とよんでいきます．また，センノシドはダイオウやセンナといった生薬から抽出された化学物質なので，漢方薬でも生薬でもなく有効成分とよんでいくことにします．なお利便性のため，基本的に本文中の漢方薬にはツムラの製品番号を併記しています．生薬は**黄下線**，漢方薬は緑下線で示します．

症例提示

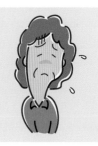

　60代女性，便秘．1週間前に回転性めまいの診断で入院した．良性発作性頭位変換めまいの診断で，症状自体はピークを超えたものの軽度のめまいが残存しており，ご本人の再発への不安も強いため入院で経過観察となっていた．入院後，ベッド上臥床の時間が長く，便秘がちで数日に1行程度しか排便がみられていない．

表1 ● 漢方薬以外の便秘薬一覧

緩下剤		
浸透圧性下剤	塩類下剤	酸化マグネシウム，硫酸マグネシウム，硫酸ナトリウム，マクロゴール4000配合
	糖類下剤	D-ソルビトール，ラクツロース
浸潤性下剤		ジオクチルソジウムスルホサクシネート（DSS）
膨張性下剤		カルメロースナトリウム
上皮機能変容薬		ルビプロストン，リナクロチド
刺激性下剤		
小腸刺激性		ヒマシ油
大腸刺激性		センノシド，ピコスルファート，炭酸水素ナトリウム・無水リン酸二水素ナトリウム配合，ビサコジル，センナ，ダイオウ，アロエ
胆汁酸トランスポーター阻害薬（エロビキシバット水和物）		
末梢性μオピオイド受容体拮抗薬（ナルデメジントシル酸塩）適応限定		
グリセリン浣腸		
腸管洗浄薬		

　便秘の治療を考えるうえでの大前提は，腸閉塞やイレウスを除外することです．閉塞があれば薬剤ではなく手術的な治療が必要になるためです．とはいえ便秘の全症例に腹部CTをとりましょうということでもありません．病歴，状況，身体所見から本症例では閉塞の可能性はまずなかろうと判断したとして，薬剤での対処を考えていくことにします．

一般的な便秘薬

　まずは漢方薬以外と分類されている便秘薬について考えていきましょう（表1）．便秘薬は緩下剤と刺激性下剤に分類されますが，「緩」の対が「刺激」なのはなんとなく違和感がありますね．本来は効き目の速さで分類すると緩下剤に対しては峻下剤となり，漢方の古典では峻下剤を感染症などにおいて文字通り「出して治す」ために用いられてきました．作用で分類すれば，塩類下剤に代表される浸透圧性下剤などに対して，腸管を刺激して排泄を促す便秘薬が刺激性下剤ということになりますが，実務的にはほぼ浸透圧性下剤が緩下剤で，刺激性下剤が峻下剤なので，互換的に用いられているということなのでしょう．

　病棟で「入院患者さんが3日ほど排便なく，何か下剤の指示をください」と言われればとりあえず近日中の排便を促すという意味で効果の早い刺激性下剤を処方することになるでしょうし，「長期入院患者さんが便秘がちで，定期的に刺激性下剤を使用しているのですが，何か別の下剤の指示をください」と言われれば浸透圧性下剤を調整していくことになるでしょう．

漢方薬で用いられる便秘薬

◇ 基本の生薬は刺激性下剤であるダイオウ

　続いて漢方薬についても考えてみましょう．効能効果に便秘をもつ漢方薬は10種類以上ありますが，そのすべてに刺激性下剤である生薬ダイオウを含みます．生薬ダイオウはタデ科の高山植物の根茎で，中国だけでなく北海道で栽培されています．

◇ 緩下剤となる生薬を配合した漢方薬もある

　また，漢方薬でもボウショウ〔硫酸ナトリウム（Na2SO4）の十水和物〕という塩類下剤を用いますし，さらに126麻子仁丸，および追加生薬を含む51潤腸湯は，ダイオウによる刺激性下剤としての作用だけでなく，マシニンやキョウニンによる緩下剤としての作用も報告されています．そのメカニズムも最近理解が進んでおり，Large conductance Ca_2^+ activated K^+（BK）channels経由のK^+排泄や，リナクロチドとほぼ同様の上皮機能変容作用〔CFTR（cystic fibrosis transmembrane conductance regulator）経由のCl^-排泄による作用〕が報告されています[1]．

漢方薬でも刺激性下剤の連用はなるべく避けたい

　「慢性便秘症診療ガイドライン2017」では刺激性下剤の長期連用は避けるように記載されていますので[2]，ダイオウを含む漢方薬についても可能な限り頓服とした方がよいでしょう．刺激性下剤連用の問題点は2つ考えられます．

● 刺激性下剤の連用により，腸管メラノーシスになることがある
● 刺激性下剤の連用により，薬効が減少し投与量を増やさないといけない

　刺激性下剤のなかでもセンナ，ダイオウは黄色色素が強く，腸管メラノーシスのリスクとなります．腸管メラノーシスは，大腸ポリープのリスク因子であることが指摘されています[3]．大腸がんとの関連は議論があるものの，腸管メラノーシスを無視することもできないというのが現実でしょう．私も実際に，ダイオウを含む漢方薬を長期に連用して下部消化管内視鏡で腸管メラノーシスを指摘されたという方を経験しています．その場合，緩下剤への切り替えを試みることになりますが，切り替えはなかなかすんなりいかず，どうしても刺激性下剤を止められない方もいます．

◇ カンゾウの併用でダイオウの耐性リスクが低減する

　刺激性下剤を単独で連用すると，全員ではないものの，薬効が減少し投与量を増やさないといけないことがあります．これに対して，*in vivo*での研究ではありますがダイオウとカンゾウとの併用で耐性リスクが低減することが報告されていますので[4]，例えばセンノシドやピコスルファート単独を頓服として用いて，定時処方にせざるを得ない場合は84大黄甘草湯などのダイオウとカンゾウが併用されている漢方薬を使った方がよいのかもしれません（表2）．ただ，

表2●ダイオウを含む漢方薬の分類

ダイオウとカンゾウが併用されている漢方薬
51 潤腸湯, 134 桂枝加芍薬大黄湯, 84 大黄甘草湯, 74 調胃承気湯, 105 通導散, 61 桃核承気湯,
62 防風通聖散, 3 乙字湯, 89 治打撲一方, 59 治頭瘡一方
12 柴胡加竜骨牡蛎湯（ツムラはダイオウを含まず，クラシエはダイオウを含む）

ダイオウだけで，カンゾウが併用されていない漢方薬
126 麻子仁丸, 133 大承気湯, 113 三黄瀉心湯, 31 大黄牡丹皮湯, 8 大柴胡湯, 135 茵蔯蒿湯

下線は適応症として便秘を含むもの

他の漢方薬と併用する場合には，カンゾウの副作用である偽アルドステロン症に注意が必要です．**特に体格の小さい高齢者に対してカンゾウの総投与量が多くならないように配慮する必要があります**[5]．便秘薬としての効果が過剰にならないように，という意味でも，まずは就寝前1包から開始し，適宜増量するのがよいでしょう．

◇ 入院中の便秘で漢方薬を使うとき

目の前の患者さんが悩んでいることが本当に入院してからの一時的な便秘だけなのであれば，いわゆる西洋薬の便秘薬を使うことに全く問題はないでしょう．私は，必ずしもすべての患者さんに漢方薬を用いなくても良いと考えています．

漢方薬には便秘薬だけでなく，さまざまな生薬が組み合わされているため，原理的には便秘以外のさまざまな症状がある場合に適していると考えられます．もしも患者さんが便秘のこと以外にも何か普段からの悩みがある場合には，漢方薬も選択肢として考えてみてください．

◇ 入院中の便秘の王道処方

126 麻子仁丸　1包　便秘時頓服

◇ こんなときはコレ処方

▼コロコロ便が続く高齢者

51 潤腸湯　1包　就寝前で開始し適宜増量

▼月経前に便秘に加えてイライラも酷い女性

61 桃核承気湯　1包　就寝前で開始し適宜増量

漢方薬の構成生薬の近さを図示してみた

あっさりと多数の漢方薬を並べてみたものの，ここでうんざりしてしまうのが正常な反応です．私も学生のとき，多数の漢方薬と，漢文で記載された延々と続く古典を前にして，半年ほどで一度漢方医学の勉強から尻尾を巻いて逃げ出したことがあります．

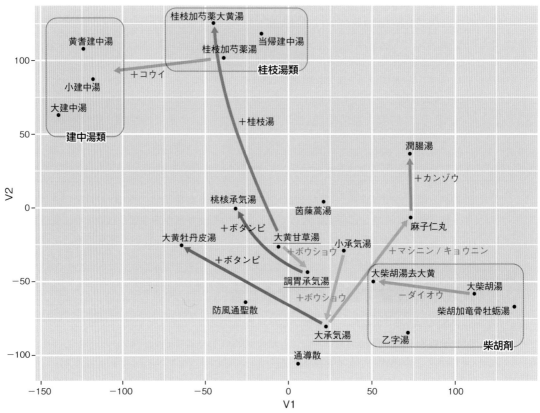

図 ● 便秘に効果をもつ漢方薬の構成生薬の類似性

　そこで，本連載では漢方薬の関係性をわかりやすく図示する方法として「構成生薬の類似性」を用いてみようと思います．具体的には，（各社で微妙に生薬使用量が異なるので）ツムラの生薬使用量をもとに，tSNEとよばれる高次元データを2次元・3次元に可視化する方法を用いて処方の距離を計算して図示を行いました．これは計算するたびに図が絶妙に変化していってしまうので，誌面にお示しする図はファジーなものとして，「図で近ければ，構成生薬も近そうだ」とあくまで参考程度と気軽に見ていただきたいのですが，それでも無機質に処方名が並んでいるだけよりは理解が進むのではないかと期待しています．計算するたびに図が絶妙に変化していってしまうくらいなので，横軸・縦軸が何であるかもとりあえず気になさらないでください．

◇ 下剤作用をもつ漢方薬の基本的な組み合わせ

　基本的な組み合わせを「ダイオウ＋カンゾウ」「ダイオウ＋ボウショウ」としてみましょう．「ダイオウ＋カンゾウ」はそのまま84大黄甘草湯（だいおうかんぞうとう）という処方が用意されており，「ダイオウ＋ボウショウ」は133大承気湯（だいじょうきとう）と考えてみます．さらに「ダイオウ＋カンゾウ＋ボウショウ」が74調胃承気湯（ちょういしょうきとう）です（表3）．

表3 ● 下剤作用を持つ漢方薬の基本的な組み合わせ

84大黄甘草湯	ダイオウ	カンゾウ	―	―
133大承気湯	ダイオウ	―	ボウショウ	（そのほか：コウボク，キジツ）
74調胃承気湯	ダイオウ	カンゾウ	ボウショウ	―

133大承気湯に構成生薬が近いもの

図中に医療用エキス剤が存在しない小承気湯もありますが，こちらはここで定義した組合わせがなく下剤としてはダイオウだけを含む単純な処方です．小承気湯に塩類下剤であるボウショウを加えて「ダイオウ＋ボウショウ」としたのが133大承気湯，さらに緩下剤のマシニン・キョウニンの組合わせを加えたのが126麻子仁丸，さらにカンゾウなどを加えて51潤腸湯になっていくという流れです．133大承気湯からは，漢方的な意味での血流をよくする生薬ボタンピなどを加えて33大黄牡丹皮湯になります．

84大黄甘草湯に構成生薬が近いもの

「ダイオウ＋カンゾウ」の84大黄甘草湯を起点に考えると，ボウショウを加えて74調胃承気湯となり，さらに血流をよくする生薬ボタンピなどを加えて61桃核承気湯になりますし，84大黄甘草湯に45桂枝湯を加えてより虚弱な体質の方に使用できるようにしたものが134桂枝加芍薬大黄湯です．特に虚弱でダイオウを使用すると腹痛が出てしまうような方には，ダイオウを抜いて60桂枝加芍薬湯とし，もっと虚弱ならコウイを加えて99小建中湯にするという流れが（私には）見てとれます．

そのほかの漢方薬

他に，神経質な方にはサイコを中心にした処方もよく用いられます．135茵蔯蒿湯，105通導散，62防風通聖散の処方構成は，ダイオウを含むものの個性的な位置付けと考えてみましょう．

勘弁してくれと言われそうですが，漢方薬はこうして足したり引いたりする流れがあると思えば，医療用漢方製剤148種類の処方をバラバラに考えるよりは少し血肉が通ってくるのではないでしょうか．

大建中湯は術後のイレウスを予防する？

さて，便秘に対する漢方薬としては100大建中湯のことが思い浮かぶ方もいらっしゃるかもしれません[6]．100大建中湯はダイオウを含まずカンキョウ（蒸した生姜）やサンショウ由来の成分が腸管のTRPV1を刺激することで排便を促すと考えられています[7]．常用量が6包と，他の漢方薬の3包より多いので注意が必要です．また，図では100大建中湯は建中湯類に含まれるものの，コウイが入っているからまとめられているだけで，構成生薬は99小建中湯とはかなり異なっています．

開腹術後の腸管運動低下に用いることも多く，これまでにさまざまなアウトカム設定により

術後の麻痺性イレウスに対する100大建中湯の予防効果が検討されてきたのですが、正直なところ断定的な結論が出せる状態ではありません。周術期の100大建中湯の投与により、術後イレウスの頻度が58％まで低下するとするメタ解析が報告されている[8]一方で、術後初回放屁までの時間を半日ほど短縮させる以外には、初回排便までの時間、固形食までの時間、患者満足度、イレウスによる再手術の頻度、入院期間のいずれについても有意差を認めないと報告されていました[9]。ただ、後者のコクランレビュー[9]はCOIの申告が不適切だったということで、取り下げになっています[10]。

症例のその後

　126麻子仁丸1包を頓服とし、翌日にはすんなり排便が得られた。退院後は、水溶性食物繊維の摂取と運動を励行したこともあり下剤を連用することはなかった。

　保険ではエキス剤でも、生薬をそのまま渡して煮出してもらう煎じ薬でも適応となるものの、勤務先の病院ではエキス剤しか処方できないので、エキス剤を選択した。

◇ おわりに

　今回は病棟漢方薬デビューとしてとっつきやすいと思われる場面をとり上げました。便秘に対する漢方薬を考える際、エキス剤だとどうしても刺激性下剤であるダイオウがはいってしまうのは悩みどころです。そういう意味では、便秘という適応症はないものの、100大建中湯という選択肢があることや、便秘の漢方薬のなかにはダイオウに加えてさまざまな緩下剤を含むものもあることもぜひ覚えておいていただければと思います。これからも毎月漢方薬や漢方医学を踏まえた病棟・外来診療についてご紹介して行きますので、ぜひお付き合いください。

Take Home Message

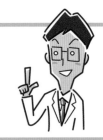

- ◆ 漢方薬で便秘以外の症状にも対応できるかも
- ◆ 便秘の漢方にはダイオウが含まれるので連用には注意が必要
- ◆ 大建中湯はダイオウを含まない
- ◆ 薬剤だけでなく食物繊維の摂取や運動（・リハビリ）を！

◆ 参考文献

1）Numata T, et al：Herbal components of Japanese Kampo medicines exert laxative actions in colonic epithelium cells via activation of BK and CFTR channels. Sci Rep, 9：15554, 2019（PMID：31664151）

2）「慢性便秘症診療ガイドライン2017」（日本消化器病学会関連研究会，慢性便秘の診断・治療研究会），南江堂，2017

3）Abu Baker F, et al：Melanosis Coli：A Helpful Contrast Effect or a Harmful Pigmentation? Clin Med Insights Gastroenterol, 11：1179552218817321, 2018（PMID：30574001）

4）Kon R, et al：Laxative action of sennoside A, which causes decreased colonic aquaporin-3 expression, is controlled by the anti-inflammatory effect of glycyrrhizin. Tradit Kampo Med, 5：45-50, 2018

5）Yoshino T, et al：Clinical Risk Factors of Licorice-Induced Pseudoaldosteronism Based on Glycyr-rhizin-Metabolite Concentrations：A Narrative Review. Front Nutr, 8：719197, 2021（PMID：34604277）

6）Numata T, et al：Traditional Japanese medicine daikenchuto improves functional constipation in poststroke patients. Evid Based Complement Alternat Med, 2014：231258, 2014（PMID：25089144）

7）Namiki T, et al：A review of frequently used Kampo prescriptions part 1. Daikenchuto. Tradit Kampo Med, 9：151-179, 2022

8）Ishizuka M, et al：Perioperative Administration of Traditional Japanese Herbal Medicine Daiken-chuto Relieves Postoperative Ileus in Patients Undergoing Surgery for Gastrointestinal Cancer：A Systematic Review and Meta-analysis. Anticancer Res, 37：5967-5974, 2017（PMID：29061775）

9）Hoshino N, et al：Daikenchuto for reducing postoperative ileus in patients undergoing elective abdominal surgery. Cochrane Database Syst Rev, 4：CD012271, 2018（PMID：29619778）

10）Hoshino N, et al：Daikenchuto for reducing postoperative ileus in patients undergoing elective abdominal surgery. Cochrane Database Syst Rev, 3：CD012271, 2020（PMID：32212387）

吉野鉄大（Tetsuhiro Yoshino）
慶應義塾大学医学部漢方医学センター
18世紀から続く農家の9代目．田中角栄と同じ小学校卒業．お菓子はブルボン，生薬はオウレン，アイドルはNegiccoを応援しています．

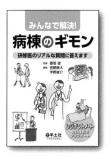

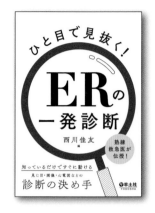
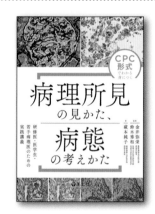
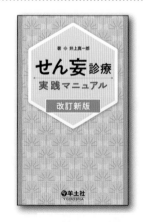

研修医は読まないで下さい!?

研修医はこの稿を読んではいけません．
ここは研修医を脱皮？した医師が，研修医を指導するときの参考のために読むコーナーです．研修医が読んじゃうと上級医が困るでしょ！

たかが便秘，とんでも便秘 Part1
～便秘の落とし穴～

福井大学医学部附属病院総合診療部　林　寛之

コモン＆誤診されやすい！ 便秘

　小児や若年女性の腹痛の原因として便秘は多い．もちろん高齢者でも，基礎疾患をもっていたり，さまざまな薬剤を内服していたりで，便秘になっている人は多い．便秘ほどコモンな疾患はないが，同時に便秘ほど誤診されやすい疾患はないと実感する人は多いだろう．便秘の落とし穴なんていうと，ボットン便所（スットン便所）を想起するのは古狸世代だ．若先生達は見たことないだろう～．「学校の怪談」で便器から手が出てくるなんて驚かされたが，ボットン便所に潜む幽霊ってウンコまみれでむしろ気の毒に思ったもんだ．さて現実の便秘の落とし穴に迫ってみよう．

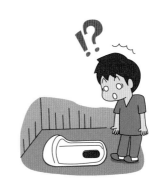

 ### 患者A　25歳　女性　　　　　　　急性腹症？ からの…便秘

　患者Aが激しい腹痛を主訴に救急車で来院した．血圧110/60 mmHg，脈拍56回/分，体温36.2℃，呼吸数25回/分，SpO₂ 96％（room air）．腹痛は間欠痛で冷や汗を出して，体を抱え込んでいた．生理は終わったばかりという．排便はきちんと出たという．急性腹症を疑い研修医Kが診察したところ，腹部雑音は亢進しており，腹膜刺激症状はなかった．血液検査も正常．腹部超音波でも異常を指摘できなかった．患者Aは激痛でもんどりうったり静まったり….

　上級医Hが病歴をとり直したところ，排便はコロコロの兎糞状の便が少し出ただけであり，生理痛も強く月経困難症（子宮内膜症）があるようであった．浣腸により大量の排便を認め，15分後にはすっかり腹痛はなくなってしまった．「便秘くらいで救急車を呼ぶなんて」とポツリとつぶやいた研修医Kは，「腸管の癒着があるととんでもなく腹痛は強いものなんだよ．共感力を高めないとダメだよ！」と上級医Hに叱られた．

 ### 患者B　8歳　男児　　　　　　　　下痢からの…実は便秘

　激しい間欠性腹痛を主訴に患児Bが救急に連れられてきた．救急は混雑しており，急患対応でしばらく待たせることになった．研修医Kが診察したところ，患児はトイレで下痢をし

たという．血圧100〜50 mmHg，脈拍58回/分，体温36.5℃，呼吸数16回/分，SpO₂
98％（room air）．診察では特に異常を指摘できなかった．超音波検査や腹部X線でも異常
を指摘できず，そのうちに患児の痛みは治まってしまった．きつねにつままれたように痛み
がなくなったようで，研修医Kは，ま，痛みがなくなったのならいいでしょうと，整腸薬で
も処方して帰そうと考えた．

　上級医Hが身体所見をとり直すも異常は指摘されず，病歴を洗い直した．救急室の待合室
での腹痛がピークであり，トイレでは実はコロコロの硬便が1〜2個ポロッポロッと出た後，
ブシャーッと下痢便（泥状便）が出たことが判明．その後もう一度泥状便が出て，徐々に腹
痛が改善し，すっきりとしたという．便秘の診断で帰宅することになった．

患者C　12歳　女児　　　　　　　　　　　　　　便秘？ からの…虫垂炎

　心窩部痛を主訴に来院した女児．嘔気も出てきたため，救急外来を受診した．血圧110〜
70 mmHg，脈拍80回/分，体温36.5℃，呼吸数18回/分，SpO₂ 97％（room air）．ここ
2〜3日排便がないという．研修医Kが浣腸を指示したところ，一定量の排便を認め，症状
が軽快した．念のため採血をしたが，異常を認めず，発熱もないので，このまま様子をみる
ことになった．

　上級医Hが再度病歴をとると，心窩部の持続痛であったことが判明した．便秘に特徴的な間
欠痛で痛みがゼロになる瞬間は認められなかった．さらに腹痛が出た後嘔気が出現しており，
念のためと行った超音波ではパンパンに腫れた虫垂（虫垂炎）が映し出された．同部位を圧迫
すると嘔気と心窩部痛が誘発された．数時間後に右下腹部痛も出現し，緊急手術になった．

患者D　86歳　女性　　　　　　　　便秘がちで虚血性腸炎からの…S状結腸がん

　患者Dが便秘を主訴に来院した．1週間に1〜2回しか排便がないという．直腸診では便
塊を認め，研修医Kは浣腸の指示を出した．

　そこに「ちょっと待ったぁ〜」と上級医Hが割って入った．高齢者に安易に浣腸をすると
腸管穿孔をきたすリスクがあることを指摘し，むしろ摘便をするように指示し直した．また
腹部をよく診察すると下行結腸からS状結腸にかけて圧痛を認め，超音波で結腸壁の浮腫像
を認めた．「う〜ん，虚血性腸炎ですね」と研修医Kが言った．「確かに便秘気味の人に虚血
性腸炎は多いけど，S状結腸がんや直腸がんの合併を見逃したらいけないよ」と上級医Hが
アドバイスをしたら，あらま，CTでS状結腸がんが見つかった（汗）．

研修医K

「どの患者も便秘っぽいのに，症状の訴えは千差万別だし，まさかの虫垂炎や虚血性腸炎や
　大腸がんなんて，もう全例にCT撮ってもいいですか？ あ，やっぱダメっすよね，トホホ…」

たかが便秘…でも，結構痛い！

　「便秘が原因で救急外来に来るなんて…」と言ってはいけない．たかが便秘と言えど，腸管が引っ張られて相当痛いことがある．特に骨盤腔内で結腸が癒着しているとすごく痛い．それは大腸内視鏡検査も同じで，骨盤内の手術を受けたことがある人は，大腸内視鏡検査で腸管が引っ張られるだけで冷や汗まみれになってひどく痛がるでしょ？子宮内膜症，帝王切開，婦人科手術，大腸手術，放射線治療などは大腸の癒着をきたすので，屈曲した腸管を通るときに便塊に引っ張られると相当痛いものなんだ．致死的な病気でなくてよかったと，共感的に対応できるように，納得の病歴を聞き出すのも大事な作業だ．

　それにしても小児の便秘患者のなんと多いことか…一般外来の3％，小児消化器科専門外来の10〜45％を占める．そして便秘で受診する救急患者の37％は小児なんだ．小児や若年女性，高齢者（特に85歳以上）は便秘によるER受診が多い．

　たかが便秘と言えど，さまざまな疾患が隠れていることがある（図）．器質的便秘，特に大腸がんは見逃したくない．さらに薬剤性の便秘もすごく多い．ERで浣腸して「はい，おしまい」ではなく，きちんとかかりつけ医につなぐようにしよう．

> **たかが便秘でも結構痛い．便秘で救急受診をしても共感的に対応しよう**
> - 小児，女性，高齢者は便秘で救急受診することが多い
> - 骨盤腔内の癒着があればそれは痛いよ．納得の病歴を聞き出そう

こんな便秘に騙されるな

1)「下痢した」？ …患者の「下痢」は本当に「下痢」かどうかを見極めよ

　間欠性腹痛でもんどりうっていた（腹膜刺激症状がない場合は動き回れるんだ）患者が，「下痢した」と言ってからしばらくすると腹痛がよくなってしまうことがある．それはよく問いただすと，実は硬便が出た後，ドシャーッと泥状便が出て，なんと便秘が解消しただけ．安易に

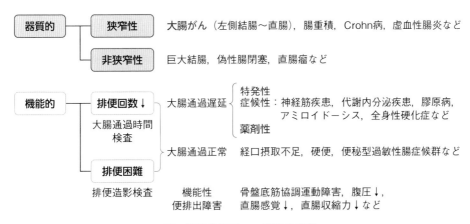

図　器質的便秘 vs 機能的便秘

患者さんの言う「下痢」をそのまま「下痢」なんて受けとってしまうと，わけのわからない「胃腸炎」でお茶を濁したへっぽこ診断になってしまう．その証拠に泥状便なんて1〜2回出た後（徐々に量は減る），嘘のように腹痛がよくなっているではないか．

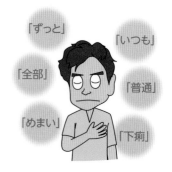

患者の自己申告の「下痢」は「下痢」じゃない場合がいかに多いことか…「水みたいな下痢」と言いながら，脂肪便（食べ過ぎて相対的な膵機能不全になっただけ）や，タール便（真っ黒な便なのに，「ただの下痢」と言う），粘液便（大腸型腸炎なのに「水様便」と言う），腸閉塞（最初に軟便〜泥状便がドバっと出た後は，もう排便も排ガスもなくなっているのに，ただ「下痢をした」と言う）など，枚挙にいとまがない．『人は人を信じて生きてきた，しかし信じたことで裏切られてもきた』と映画「シン・仮面ライダー」でも言っていたではないか．そう，信じることは大事だが，その真偽を確かめることこそわれわれの尊い仕事なのだ．患者さんの言う「ずっと」「いつも」「全部」「普通」「めまい」「下痢」などなど，私が騙された言葉はあげたらきりがない．

> **患者さんの言う「下痢」はその真偽を確かめよう**
> ● 便秘が開通した後の泥状便を「下痢」と言う場合がある
> ●「下痢」の性状，頻度，経過，色，味（ウソ）をしっかり確かめよう

2）ゴミ箱診断の「便秘」vs 虫垂炎

頻度が高いわりに，見逃しも多いのが虫垂炎だ．しばらく便秘していて，浣腸をして少しよくなったから帰宅させたら虫垂炎だったなんていう話は実に多い．

右下腹部圧痛がない場合，下痢がある場合，発症から6時間以上経過して受診した場合，総合診療以外の医師が診察した場合は，虫垂炎の診断遅れにつながるという．でも腹痛に便秘を伴うと，これもまた虫垂炎を見逃しやすくなってしまうんだ（大人aOR 1.51，小児 aOR 2.43）．**小児の場合，便秘による腹痛で救急受診することが多いから，浣腸でよくなったとしても，虫垂炎の可能性も考慮して，痛みが続く場合は必ず再度受診するように説明しておこう**．女性や基礎疾患のある患者の場合も虫垂炎を見逃しやすい．

3）便秘 vs 虚血性腸炎

そもそも虚血性腸炎は便秘の患者さんに多い．一生懸命便を出そうとして，ただでさえ血流の低下した左半結腸が虚血で浮腫をきたしてしまうという病態だもの．したがって，高齢者の便秘の場合は，下行結腸〜S状結腸を意識して触診をするのがポイント．反跳痛や叩打痛はそれほど感度は高くない．ガスや脂肪があると緩衝されてしまうけど，ゆっくりしっかりガスをつぶした状態で指の上から叩くと結構響く（Dr.林の圧迫叩打痛）ので，ぜひお試しあれ．

●落とし穴①：安易な浣腸はしてはいけない

　高齢者で安易に浣腸を指示すると，虚血性腸炎でただでさえ腸管がペラペラで伸びきっている場合には腸管穿孔のリスクが爆上がりしてしまう．高齢者には安易に浣腸の指示をしてはいけない．痛い目に合った諸氏は多いだろう，ネ，○○センセ？私見だが，高齢者の場合，摘便を優先したほうがいい．でっかいウンチはシザーズ法といって，指をハサミに見立てて，ウンチを切ってからかき出すんだ．案外，うまくいってすいすいウンチが出てくると嬉しくなるもんだよ．

●落とし穴②：隠れたがんを見逃さない

　虚血性腸炎の通過障害は必ずしも便秘とは限らない．なかにはS状結腸〜直腸がんが隠れていることがあり，それを見逃さないのがプロの腕の見せどころ．「いつも便秘なんです」と言われたら，慢性だからいいか，ではなく必ず大腸がんの精査を勧めておこう．ERではがんの精査はなかなかできないんだから．

便秘の診断にX線は不要

　便秘の診断では，X線はあてにならない．小児の研究では腹部X線の陽性的中率は46.4％（便が多く見えても約半数は関係なし），陰性的中率は54.3％（便が少なく見えても約半数は便秘）とどっちつかずの結果しか得られない．腹部X線で便の量が多くても少なくても，45〜58％の人が便秘の治療を受けており，腹部X線は便秘治療の判断材料には使われていないと報告されている．腹部X線を撮影しても，どうせ73.7％は腹部CTなどが追加される．**便秘診療における腹部X線は全く判断の材料にはならず，医療費の無駄にほかならない**のだ．

　また腹痛が強い場合は，腹部X線で便が多いからといって，決して安易に便秘と診断してはならない．ということは，痛みが強い場合は，どうせマネージメントが変わらない腹部X線はやはり無用ということだ．虫垂炎や虚血性腸炎などコワい疾患が隠れていることを考慮して，超音波と造影CTだ．**血管系（腸間膜動脈閉塞症や腹部大動脈瘤切迫破裂，腹部大動脈解離，絞扼性腸閉塞など）は腹部所見が乏しい（腹膜刺激症状なし）**ので，痛みの強さで画像検査に**踏み切らないといけない．便秘の診断はあくまでも除外診断だ．**

　むしろ高齢者では便秘に伴って虚血性腸炎が合併していないかが気になるところだね．その点，**虚血性腸炎の診断には超音波は感度93.5％，陽性的中率87.5％**となかなか使い勝手がいい．左側結腸〜S状結腸にかけて（一部左側横行結腸）の分節状（≧10 cm）で均一な腸管壁浮腫像（≧3〜4 mm）を探せばいい．さらに周囲の脂肪織の高エコー像やカラードプラでの血流低下（報告によって有用性はまちまち）などを認める．虚血性腸炎と炎症性腸疾患などとの鑑別点を表1に示す．日本は超音波のアクセスがいいので，腹痛が微妙な場合は遠慮せず超音波を使っておく方が安全だと思うなぁ．

　痛みが強くない場合は，便秘は通常，病歴と身体所見（直腸診含む）でほとんど診断可能であり，画像検査や血液検査は不要である．

表1　虚血性腸炎の超音波鑑別点

	虚血性腸炎	Crohn病	潰瘍性大腸炎	細菌性腸炎	偽膜性腸炎
腸管壁浮腫像の局在	左側結腸（分節状≧10 cm）	回盲部	左側結腸	右結腸～全結腸	原則全結腸，左側のことも
周囲脂肪織高エコー像	重症例のみ	非常に感度が高い	稀	あってもいい	あってもいい
腹水	重症例のみ	あってもいい	あってもいい	稀	よくある
膿瘍・瘻孔	−	比較的ある	−	−	−
カラードプラ	重症例では血流低下	血流増加	血流増加	−	−

文献8より作成.

便秘の診断には…

- 腹部X線は無駄．陽性的中率は46.4％，陰性的中率は54.3％とトホホな結果
- X線で便が多くても痛みが強ければ，安易に便秘のせいにしてはいけない
- 虚血性腸炎の合併を探すために，超音波検査を行おう（感度93.5％）

伝家の宝刀…あなたの指♪ 直腸診

　　便秘診療における身体所見の直腸診はとても重要．機能性排便障害の診断には，生理機能検査をしなくても，直腸診は感度71.3％，特異度76.1％となかなかいい結果を出している．

　　虫垂炎疑いや非特異的腹痛における直腸診や，直腸診による便潜血試験の有用性が否定されて久しいが，**直腸がんや前立腺がん，前立腺炎，機能性便秘，脊髄損傷，血便，肛門狭窄，肛門周囲膿瘍などでは直腸診は今でも有用な手技**なんだ．好中球減少性発熱では細菌を広げてしまうリスクがあるため，直腸診は推奨されない．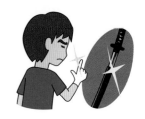

　　外肛門括約筋は随意筋であり，内肛門括約筋は不随意筋である．内肛門括約筋の長さは3～5 cmで，下縁は肛門縁から0.5～1.0 cmのところにあり，厚さは2～6 mmである．恥骨直腸筋は恥骨から直腸をループ状に巻いて前に牽引するように収縮する．いきんで直腸に圧刺激を加えると内肛門括約筋と恥骨直腸筋が弛緩して排便する（直腸肛門反射）．外肛門括約筋は，外側から内肛門括約筋を包んでいる．直腸診では，触診のみならず，安静時肛門圧を確認し，push testでいきんでもらい，squeeze testで肛門を締めてもらう．直腸診の手順とチェックポイントを表2，3に示す．

　　また若年女性などで死んでも直腸診はイヤ，死んでも浣腸はイヤという人もいるので，その場合は医者−患者関係を台無しにしてまで直腸診に固執する必要はない．**妙齢の女性（もちろん老若男女問わずだけど）が直腸診や浣腸は嫌なのは当たり前，共感をもって対応すべし**．診療録には患者が拒んだと記載するのを忘れない．また女性の直腸診は必ず女性の看護師に付き添ってもらい行うべし．

表2　正統派直腸診の手順

きちんと説明すること	手技をきちんと説明して同意をとる.
左側臥位	体を丸め，口を大きく開けてリラックスしてもらう.
視診	痔核や見張りいぼなどがないか観察する. 患者にいきんでもらって便汁の漏れがないか確認する（内肛門括約筋低下）.
肛門反射	綿で肛門を刺激して収縮を確認する（anal wink）. 消失している場合は脊髄異常を考慮する.
指の挿入	ゼリーをしっかり塗り，指を当てて患者さんに大きく口を開けて深呼吸してもらう. ゆっくり小さく円を描くように徐々に圧をかけていくと，肛門が緩んだ瞬間にしゅるっと指が入る. 激痛が出る場合は，肛門裂傷や肛門狭窄の可能性があるため中止する. 指先が第一関節まで入ったら，仙骨に向かうように進めていく.
安静時肛門圧	安静時の肛門圧を確認する（内肛門括約筋）. 圧の低下は内肛門括約筋の断裂を示唆する.
直腸壁触診	前立腺（大きさ，硬さ，圧痛の有無），子宮口（圧痛），直腸壁全周を触診する. 直腸がんの約6割は指で触れる範囲にある.
いきみ試験 （push test）	患者さんにいきんでもらい，指を押し返すようにしてもらう. 肛門括約筋と恥骨直腸筋が緩み，会陰が1～3.5 cm下降してくるのを確認する. もし筋弛緩が得られず，反対に収縮するようなら骨盤底筋障害が示唆される. この際，直腸後壁を圧迫して痛みが出る場合も骨盤底筋障害を示唆する.
肛門を締めてもらう （squeeze test）	肛門を締めるように（squeeze）してもらうと，肛門が持ち上がり，検者の指を吸い込むように動く. この動きが欠如していると，便失禁しやすいことになる.
指を抜く	指を抜いて血液・粘液などの付着を観察. 直腸診による便潜血は誤診のもとなので行わない.

表3　直腸診チェック項目

・内痔核，裂肛，肛門周囲膿瘍，肛門狭窄
・anal wink（肛門反射）
・直腸がん，前立腺がん，前立腺炎，子宮口可動時痛
・便塊（糞づまり）
・血液・粘液の有無
・肛門括約筋の緊張度，push test，squeeze test

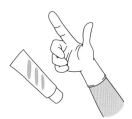

便秘を疑ったら直腸診をお忘れなく
- 器質的異常のみならず，機能のチェックも行う
- 絶対に嫌がる患者さんと揉めないようにする
- 便潜血は偽陽性が多いので，行わない

Check！ 文献

1) Zhou AZ, et al：Emergency department diagnosis and management of constipation in the United States, 2006-2017. Am J Emerg Med, 54：91-96, 2022（PMID：35151017）

↑2006〜2017年までの間に米国で便秘で救急外来受診した患者は133万人もいた．そのうち37％は小児というから，やはり小児の便秘による救急外来受診は結構多い．尿検査（17％増），画像検査（15％増）は増加傾向にあった．便秘を疑う場合は基本的に無駄な検査はしない方がいいが，高齢者ほど検査を行う傾向にあった．CTは便秘患者の18〜22％に施行されてしまっていた．ま，痛みが強いと，しかたがないよねぇ．

2) MacGeorge CA, et al：Constipation-Related Emergency Department Use, and Associated Office Visits and Payments Among Commercially Insured Children. Acad Pediatr, 18：952-956, 2018（PMID：29673883）

↑米国では便秘小児患者の14.5％が救急を受診している．慢性疾患なので本来かかりつけ医を受診すべきだが，この救急来院患者のうち45％は救急受診の前後（30日以内）でかかりつけ医に行っていない．さすがアメリカ，高額医療費の国，便秘の救急診療の医療費はなんと1回623ドル（保険で523ドル，自費100ドル）！

3) Harada T, et al：Factors associated with delayed diagnosis of appendicitis in adults：A single-center, retrospective, observational study. PLoS One, 17：e0276454, 2022（PMID：36264971）

↑763例の虫垂炎の後ろ向き研究で26.2％に診断遅れが生じていた．右下腹部圧痛がない場合，下痢がある場合，発症から6時間以上経過して受診した場合，総合診療以外の医師が診察した場合は，虫垂炎の診断遅れにつながる．

4) Mahajan P, et al：Factors Associated With Potentially Missed Diagnosis of Appendicitis in the Emergency Department. JAMA Netw Open, 3：e200612, 2020（PMID：32150270）

↑123,711人の虫垂炎の後ろ向き研究．大人の6.0％，小児の4.4％で虫垂炎が見逃されていた．腹痛に加えて便秘があると虫垂炎を見逃しやすく，大人のaORは1.51，小児のaORは2.43であった．女性，併存疾患指数2以上の場合は，見逃しやすい傾向にあった．

5) Sommers T, et al：Emergency department burden of constipation in the United States from 2006 to 2011. Am J Gastroenterol, 110：572-579, 2015（PMID：25803399）

↑2006〜2011年にかけて，便秘による救急受診は41.5％も増加していた．1人あたりの医療費も1,474ドルから2,306ドルと増加していた（信じられないくらい高額！）．便秘による救急受診は，乳児が一番多く，次いで85歳以上が多かった．どちらも病歴がとりにくい年代だねぇ．1〜17歳は便秘による救急受診が50.7％も増えていた．

6) Golledge J, et al：Assessment of peritonism in appendicitis. Ann R Coll Surg Engl, 78：11-14, 1996（PMID：8659965）

↑右下腹部痛を訴える100人の患者（うち44人が虫垂炎）の後ろ向き研究．反跳痛の感度は82％，特異度は89％であった．ということは約2割は反跳痛は出ないということになる．叩打痛は感度57％とトホホで，特異度は86％で大したことはない．Cat's eye 徴候（スピードバンプサイン：車で縁石の上を通過する際にお腹に痛みが響く）の感度80％，特異度52％，咳サインの感度82％，特異度50％と，どちらも特異度が低すぎる．

7) FitzGerald JF & Hernandez Iii LO：Ischemic colitis. Clin Colon Rectal Surg, 28：93-98, 2015（PMID：26034405）

↑虚血性腸炎のreview．若年であっても高齢者であっても慢性便秘が虚血性腸炎のリスクとなっている（2.78倍も増える）．虚血性腸炎のリスクは便秘のほかに，腹部大動脈術後，凝固異常，薬剤，持久系アスリートなどがある．

8) Granat N, et al：Point-of-Care Ultrasound to Diagnose Colitis in the Emergency Department：A Case Series and Review of the Literature. J Emerg Med, 58：77-84, 2020（PMID：31672400）

↑5例の症例報告と虚血性腸炎の超音波のreview. 虚血性腸炎の診断においてCTはGold standardだが，超音波は感度93.5％，陽性的中率87.5％となかなか使える. 何よりスピード感があっていい. ほかの腸疾患（炎症性腸疾患，細菌性腸炎，偽膜性腸炎）との鑑別点も解説.

9) Hung A, et al：Ischaemic colitis：practical challenges and evidence-based recommendations for management. Frontline Gastroenterol, 12：44-52, 2021（PMID：33489068）

↑虚血性腸炎のreview. **必読文献.** カラードプラで血流低下を認めたら重症で予後不良のサインとなる. 内視鏡所見では縦走潰瘍はまだ予後がいいが，全周性潰瘍は予後が不良となる. 治療方針についても言及.

10) Bertin CL, et al：Overuse of plain abdominal radiography in emergency departments：a retrospective cohort study. BMC Health Serv Res, 19：36, 2019（PMID：30642302）

↑スイスの後ろ向き研究. 腹部X線撮影は便秘（30.8％），イレウス疑い（28.9％），腹痛（15.3％）のために撮影されていた. しかしながら，腹部X線を撮っても，73.7％はCTなどほかの画像検査が追加されていた. どうせあまりあてにならない腹部X線は無駄に撮影しないようにしたいね. ○○科の先生が欲しがるから，腹部X線を撮っておくなんて，脳ミソを使っていないに等しい.

11) Anwar Ul Haq MM, et al：Pediatric Abdominal X-rays in the Acute Care Setting - Are We Overdiagnosing Constipation? Cureus, 12：e7283, 2020（PMID：32300503）

↑1,116人の小児患者において1,383枚の腹部X線検査が行われた. 便秘診断における腹部X線の感度73.8％，特異度26.8％，陽性的中率はたったの46.4％，陰性的中率は54.3％となり，あたるも八卦あたらぬも八卦の結果となった.
小児の便秘による受診の割合は多く，一般外来の3％，小児消化器科の10〜45％を占める.

12) Driver BE, et al：Utility of plain abdominal radiography in adult ED patients with suspected constipation. Am J Emerg Med, 38：1092-1096, 2020（PMID：31378409）

↑便秘に対する腹部X線の有用性についての単施設後ろ向き研究. 腹部X線で便の量が少ない〜なしと判断された197例のうち55％が便秘と診断され，45％が便秘の治療を受けた. 一方，腹部X線で便が中等度〜多いと判断された271例のうち，42％は便秘の治療がなされず，38％は帰宅時に便秘薬の処方もなかった. 271例のうち28％は便秘以外の疾患と診断された. 便が多いと58％に便秘の治療がされ，少なくとも45％は治療を受けているっていうことは，つまり腹部X線は治療の判断材料にはなっていないってことなんだ.

13) Liu J, et al：Digital Rectal Examination Is a Valuable Bedside Tool for Detecting Dyssynergic Defecation：A Diagnostic Study and a Meta-Analysis. Can J Gastroenterol Hepatol, 2021：5685610, 2021（PMID：34746041）

↑218人の慢性便秘の患者において高解像度肛門直腸圧測定法と直腸診を比較検討. 高解像度肛門直腸圧測定法では46.33％に機能性排便障害を認めたが，直腸診では53.67％で異常を指摘できた. 直腸診の感度71.3％，特異度76.1％と高価な生理機能検査をしなくても十分直腸診は役に立つことを証明できた.

14) Talley NJ：How to do and interpret a rectal examination in gastroenterology. Am J Gastroenterol, 103：820-822, 2008（PMID：18397419）

↑直腸診の手順がきれいにまとまっている.

15) Sayuk GS：The Digital Rectal Examination：Appropriate Techniques for the Evaluation of Constipation and Fecal Incontinence. Gastroenterol Clin North Am, 51：25-37, 2022 （PMID：35135663）

↑必読文献．消化器科の直腸診に対する熱い思いにあふれている．直腸診の正当な方法を学べる．医学部でもあまり習わないし，医師になっても敬遠しがちで自信がない手技の1つといえる．もちろん，肛門圧測定や排便造影，大腸内視鏡検査は有用だが，安価で便利な直腸診をマスターしておいても損はない．

No way！ アソー！ モジモジ君の言い訳

～そんな言い訳聞き苦しいよ！
No more excuse！ No way！ アソー (Ass hole)！

×「便秘くらいで救急車で来るなんて，不適切な利用じゃないですか」
→便秘だって死ぬほど痛いことがある．すべては共感的態度からいい医療が生まれるんだよ．

×「いや，浣腸したら，楽になったって言ってたんですよ，ホント」
→腹痛患者を便秘と診断した場合は，虫垂炎などの落とし穴が隠れていることがあると必ず予想しておかないといけない．ゴミ箱診断（かもしれない？）をした場合こそ，患者教育が最も大事なんだ．

×「え？ グリセリン浣腸しちゃだめですか？」
→高齢者は便秘により虚血性腸炎になりやすい．安易なグリセリン浣腸指示をしてしまうと，腸管穿孔をきたしてしまうよ．まずは摘便で便塊を取り出そう．

×「直腸診でそこまでしたことないです」
→ push test，squeeze test も含めてしっかり直腸診ができてこそポストレジデントだよ．

林　寛之 (Hiroyuki Hayashi)：福井大学医学部附属病院救急科・総合診療部

コロナもすっかり蔓延化し，社会構造も徐々に元に戻りつつある．活気が出てきていいものだが，WEB会議の発達のおかげで，夜も暇がない生活になってしまった人も多いだろう．働き方改革ってどこへ行ったと，つい涙ぐんでしまう今日この頃…．
一緒に福井のER総診を盛り上げてくれる若人募集中！

1986	自治医科大学卒業	日本救急医学会専門医・指導医
1991	トロント総合病院救急部臨床研修	日本プライマリ・ケア連合学会認定指導医
1993	福井県医務薬務課所属　僻地医療	日本外傷学会専門医
1997	福井県立病院ER	Licentiate of Medical Council of Canada
2011	現職	

★後期研修医大募集中！ 気軽に見学にどうぞ！ Facebook ⇒福井大学救急部・総合診療部

対岸の火事 他山の石

研修医が知って得する日常診療のツボ

中島 伸

他人の失敗を「対岸の火事」と笑い飛ばすもよし，「他山の石」と教訓にするのもよし．研修医時代は言うに及ばず，現在も臨床現場で悪戦苦闘している筆者が，自らの経験に基づいた日常診療のツボを語ります．

その263

「俺，ヤバい！」

急速に進行する記憶障害

その患者さんは40歳代の男性．半年ほど前に私が良性頭蓋骨腫瘍の手術をした人です．かかりつけのクリニックから「記憶障害が急速に進んでいるのでご高診をお願いします」というファックスが来ました．

良性と思っていた頭蓋骨腫瘍が，実は悪性で脳内に浸潤したのか？

まさかクロイツフェルト・ヤコブ病なんかじゃないよな．それだったら手術をした自分も危ないし．

アルツハイマーにしてはちょっと若すぎるぞ．

甲状腺機能低下症とかビタミンB1欠乏とかだろうか．でも男性の甲状腺機能低下症って珍しいんじゃなかったかな．

そんないろいろな思いが頭を駆け巡りました．でも自分が手術した患者さんなので何とかしなくてはなりません．すぐに奥さんとともに来院してもらいました．

同じことを何度も訊かれる

ご本人は自分が病気だとは思っていないようです．でも，「火曜日の夜に寝て，起きたら木曜日の朝でした．おかしいなあ」と首をかしげることしきり．それ，十分に病気じゃないですか！

ということで診察に同行してきた奥さんに詳細な

話をお聞きしました．

奥さん「様子がおかしいから帰らせる，と会社から連絡があったんですよ」

中島「早退されたわけですね」

奥さん「会社の人が家まで送ってくれたんですけど，退勤のタイムカードなんか5回ぐらい押したそうです」

中島「5回もですか！」

奥さん「それで私も慌てて家に帰ったんです」

仕事中の奥さんの方も早退せざるを得なかったそうです．

奥さん「家に帰ったら『今日は何日かな？』と訊かれたので答えたのですけど……」

話は続きます．

奥さん「次に『今日は何曜日？』って訊くので，それも答えたんです」

中島「それで？」

奥さん「『携帯どこ行ったかな？』と探しはじめて，さっき壊れたことを指摘したら『それを忘れちゃってるのか！俺，ヤバい！』と言って顔に汗をかくんです．それを何度もくり返すので……」

おっ，これはこの疾患での「あるある」ですが，読者の皆さんはお気づきになったでしょうか？

中島「日を訊いて，曜日を訊いて，携帯を探して，というのを1セットとして何回も同じことを言ったんですね」

奥さん「そうなんですよ！」

患者「そうやったかな？」

奥さん「何言ってるの．夕食まで20回は同じことを答えさせられたんやから！」

中島「20回も答えたとは大変でしたね」

奥さん「それはもう大変でしたよ」

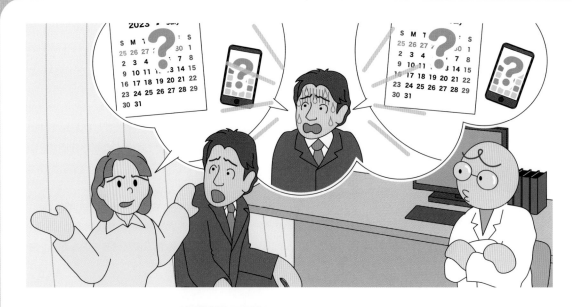

一過性全健忘とは

これはいわゆる一過性全健忘（total global am-nesia：TGA）という疾患です．頭部外傷でも似たような症状が出ることがあります．逆向性健忘と前向性健忘が同時に起こっているので，患者さんにとっては過去も未来もなく，現在しか存在しません．短期記憶の障害があるため，同じ質問を何度もくり返します．ちなみに脳神経外科用語集には逆向性健忘について「逆行性健忘としない」とわざわざ注釈をつけているので間違えないよう表記には注意しておきましょう[1]．

一過性全健忘が起こる原因はよくわかっていませんが，発症の契機としてストレスや性行為，ときには脳血管造影などがあるとされています．全く何のキッカケもないことも珍しくありません．通常は数時間程度で症状が消失し，再発することも少ないため，特に治療を要しません．ただ，似て非なる疾患である脳梗塞，てんかん，頭部外傷の有無については除外しておく必要があります．

中 島 「ご本人にも奥さんにもわかりやすいように何が起こったかを説明しましょう」

ご夫婦 「ぜひお願いします」

中 島 「これは一過性全健忘というもので，一時的な記憶障害にかかったわけです」

ご夫婦 「記憶障害？」

中 島 「ええ，ご本人が帰宅したときを起点として考えてみた場合，過去数時間の記憶が抜けてしまっていますが，これを逆向性健忘といいます．おそらく当日の朝起きたところからの記憶が抜けてしまっているのでしょう」

患 者 「確かに覚えているのは，前の夜に寝床に入ったところまでです」

中 島 「多分，朝起きて出勤して会社で仕事をしている途中までは全く正常な行動だったと思います．で，突然，逆向性健忘が起こって過去数時間の記憶がなくなってしまったわけです」

教科書的には逆向性健忘で失われたと思われた記憶でも部分的には少しずつ戻ってくるそうです．ですから，逆向性健忘といっても記憶が完全に消失したわけではなく，想起が難しいだけで一部が残っているのかもしれません．この患者さんについては，本当に失われた記憶が戻ってくるのか，改めて確認してみたいと思います．

逆向性健忘だけでなく前向性健忘についてもご夫婦に説明しなくてはなりません．

中島 「次に，何度も同じ質問をするという症状について述べたいと思います」

奥さん 「本当に驚いたし，相手をするのも疲れました」

中島 「そりゃそうでしょう．奥さんにしたら何が起こったか見当もつかなかったでしょうし」

奥さん 「そうなんですよ，そのときは頭がおかしくなったんじゃないかと心配しました」

患者 「別に頭は正常やけどな」

奥さん 「何が正常なもんですか．『俺ヤバい！』って焦ってたじゃないの！」

患者 「そうやったかな」

「俺ヤバい！」と言ったこともすっかり抜けているのが前向性健忘ですね．

中島 「これは前向性健忘という症状です」

ご夫婦 「ぜんこうせい……けんぼう？」

中島 「記憶が定着しないので，同じことを何度も尋ねるのです」

記憶の種類とその違い

まず記憶の種類から説明する必要があります．

中島 「記憶には3種類あります．即時記憶，短期記憶，長期記憶の3つです」

ご夫婦 「その違いは何ですか？」

中島 「即時記憶というのはその瞬間だけの記憶です．例えば電話をかけるときに電話番号を一時的に覚えるでしょう．その10秒ほどの記憶が即時記憶です」

われわれの立場でいえば，電子カルテに7桁の患者IDを入力するときなどに一時的に数字を覚えるときに使う記憶ですね．

中島 「次に短期記憶ですが，数分〜数時間残る記憶のことです．ご主人が一時的に不調になっていたのは，この短期記憶の働きです」

MMSE（mini mental state examination）という簡単な認知症検査では「桜，猫，電車」という3つの単語の復唱をしてもらい，計算問題を挟んでから再度答えてもらう遅延再生のテストがありますが，これは短期記憶を調べているのです．

中島 「質問後に聞いた回答が記憶に残らないので，同じことを何度も訊くことになってしまうのです」

奥さん 「なるほど，それで同じ質問を何度もしていたんですね」

もし，この一過性全健忘が起こっている最中に本人に名前や生年月日を確認してみると正しい答えが返ってくるはずです．これらは長期記憶であり，もはや定着した知識にほかなりません．

このような一過性全健忘の症例ですが，私の場合は3年に1回くらい，症状が出ている最中の患者さんに遭遇します．患者さんは全く同じ表情で同じ質問をくり返すという印象深い症状を示すので，1回見たら誰でも次からは簡単に診断できるかと思います．ただ，私自身，即時記憶，短期記憶，長期記憶のそれぞれについて，1つずつ障害の有無をチェックしたことがないので，次に診る機会があればぜひとも確認してみたいと思います．

最後に1句

> 同じこと　何度も訊かれ　腹立てど
> 　　　非難の前に　まずは診察

引用文献

1）日本脳神経外科学会：脳神経外科学用語集改訂第3版　Excel版（2020）．2021
https://jns-official.jp/member/academic

中島　伸
（国立病院機構大阪医療センター脳神経外科・総合診療科）
著者自己紹介：1984年大阪大学卒業．脳神経外科・総合診療科のほかに麻酔科，放射線科，救急などを経験しました．

お知らせ

2023年度（第2回）リハビリテーション科医になろうセミナー（Web開催）

臨床研修医および転向希望の医師，リハビリテーション科に興味のある医師，医学生を対象に『リハビリテーション科医になろうセミナー』をWeb（Live配信）で下記の通り開催いたします．ぜひご参加ください．

【開催日時】2023年8月27日（日）13時〜15時20分

【開催場所】Zoomを使用したWeb開催

【対　象】臨床研修医および転向希望の医師，リハビリテーション科に興味のある医師，医学生

【受講料】無料

【プログラム】下記URLよりご覧ください．
https://www.jarm.or.jp/member/calendar/20230827.html
右の二次元コードからもご覧いただけます．

【申込方法】下記URL申込フォームにてお申込みください．
https://tayori.com/f/narou-2023fy/
左の二次元コードからもお申込みいただけます．

【申込締切】2023年8月25日（金）

【その他・セミナー情報】
今後のセミナー開催の情報や視聴セミナーなど随時更新しておりますので，右の二次元コードからぜひご確認ください．

【問い合わせ先】
公益社団法人日本リハビリテーション医学会
〒101-0047　東京都千代田区内神田1-18-12 内神田東誠ビル2階
TEL：03-5280-9700　E-mail：seminar@jarm.or.jp

呼吸器画像が読めるようになる会（KGY）第12回 教育セミナー

胸部X線写真，HRCT読影の基礎から展開へ

【代表】氏田万寿夫（立川メディカルセンター 立川綜合病院 放射線科 主任医長）

徳田　均（JCHO東京山手メディカルセンター 呼吸器内科）

A）会場講義

【会期】2023年8月19日（土）9：25〜16：50

【会場】家の光会館 7F コンベンションホール

【定員】30名（予定）　※B）WEB配信講義も聴講可

B）Web配信講義

【配信期間】2023年9月8日（金）9：25〜9月25日（月）23：00

【定員】250名（予定）

※「B）Web配信講義」は「A）会場講義」を編集した動画講義のストリーミング配信

※A・Bのいずれかをご選択ください

【受講料】13,000円（税込：講義用テキスト含む）

【プログラム】
① 胸部単純X線写真でどこまで読めるか／系統的読影法
② 胸部単純X線写真 ―気づきたい！この所見―
③ 無気肺の成り立ちと読影 〜単純X線とCTを対比させながら
④ 小葉を基礎とした読影法の原理，各パターンの典型例
⑤ 肺結節のCT診断の基本 〜悪性と良性の鑑別点
⑥ 空洞・のう胞性肺疾患の画像診断
⑦ 画像パターンに基づく呼吸器感染症の画像診断
⑧ 肺血管陰影を読み解く

【お問合せ先】「呼吸器画像が読めるようになる会」
事務局：土田謙二
URL：http://kokyuukigazou.kenkyuukai.jp
E-mail：kokyuukigazougayomerukai@medical-ap.jp

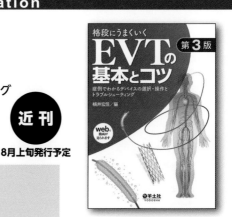

BOOK REVIEW

しくじり症例から学ぶ精神科の薬
病棟で自信がもてる適切な薬の使い方を
精神科エキスパートが教えます

著／井上真一郎
定価3,740円（本体3,400円＋税10％），A5判，219頁，
羊土社

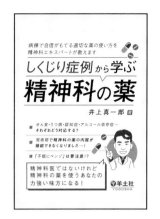

　本書を執筆された井上真一郎先生は私が尊敬する精神科医の一人である．尊敬している点をあげればきりがないが，精神疾患・精神症状という非専門家からすればつかみどころのないものを，とてもわかりやすく伝えるのがとんでもなくうまい！学会でご一緒することも多いが，井上先生が発表されるときには会場はいつも多職種の医療者で満員である．

　そんな井上先生が執筆された「しくじり症例から学ぶ精神科の薬」がおもしろくないわけがない．本書の読みどころをいくつか紹介したい．

　1つ目はあるある「しくじり症例」である．どの症例も日常臨床でよく経験する身近な症例が提示されている．当たり前だと思っていた対応のなかに，実は小さなしくじりが隠れていることを教えてくれる絶妙な症例ばかりである．

　2つ目は代表的な精神疾患・精神症状についての解説である．不眠症と不眠の違い，低活動型せん妄とうつ病の鑑別のしかたなど，非専門家の皆さんにぜひとも知っておいてもらいたいポイントが症例にひもづけて紹介されている．

　3つ目は薬の具体的な使い方がしっかりと記載されている点である．どんなときに，どんな量で，どんな方法で，定期は，頓用は，と実際に自分が処方し，診療録に記載するのに必要な情報が網羅されている．本書を読めばその日から精神疾患・精神症状への処方および指示はばっちりだろう．

　4つ目はその薬を選択する理由がしっかり記載されている点である．精神科の薬といってもさまざまな種類があり，どう使い分けてよいかわからないことが多いのではないだろうか．本書では臨床研究で得られた知見や，井上先生の豊富な臨床経験に基づいた思考過程があますことなく紹介されている．

　最後に，研修医と井上先生の会話のやりとりにも注目していただきたい．研修医の先生の発言に対して井上先生は毎回共感的に回答し，研修医の先生の自己効力感が高まるようなかかわり方をしている．精神科の薬を学ぶだけではなく，コミュニケーションを学ぶうえでもとても有用な一冊である．

（評者）松田能宣（国立病院機構近畿中央呼吸器センター 心療内科）

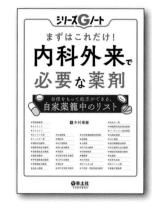
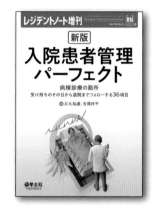
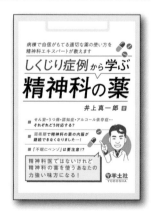

書評

BOOK REVIEW

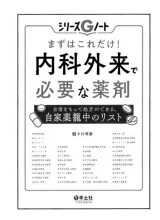

シリーズGノート

まずはこれだけ！
内科外来で必要な薬剤
自信をもって処方ができる、自家薬籠中のリスト

編／木村琢磨
定価 5,280円（本体 4,800円＋税 10%），B5判，302頁，
羊土社

　過去3年間にわたる新型コロナウイルス感染症の大流行は確かに困難を伴ったものの，医療の未来を示唆する多くの出来事があった．その1つとして，COVID-19という前代未聞の危機に対して，驚異的な速さでワクチンが開発され，多様な薬剤が臨床現場へと導入され，検証を経て，診療方針が確立し，急速に普及したことが挙げられる．医療界の集合知と実行力にあらためて感銘を受けると同時に，臨床医として，この早さに対応し，自身が提供する医療に迅速に反映する能力がより重要となることが明らかとなったように思う．

　新型コロナウイルス感染症治療薬ほどの速度ではないものの，近年の薬剤治療の進歩は目覚ましいものがある．評者が大学を卒業してから30年余りが過ぎたが，がん診療，糖尿病，心不全，リウマチ膠原病といった多くの領域で，教科書が大幅に書き換えられるほどの変化が生じている．こうした大きな変化に，臨床医，特に広範な領域の疾患・薬剤を扱う必要のある内科医や総合診療医は，どう対応すべきであろうか？

　木村先生が編集された本書「まずはこれだけ！内科外来で必要な薬剤」は，このような悩みを抱く臨床医に対する1つの解答となるものである．

　木村先生が書かれた総論部分は，自家薬籠中のリストをどう築き，更新するのか，の方法論に加え，昨今の薬剤の供給体制についても述べられており，われわれ医療従事者が薬とどう向き合うべきか，といった基本的姿勢が示されている．

　各論では，内科医や総合診療医が外来で遭遇する大半の疾患の治療薬について，要点を絞ってわかりやすく解説されている．薬剤については，同種の薬剤が多数存在し，その使い分けに困惑する医師も少なくないと思われるが，本書では，その種類を絞り込み，同系統の薬剤は代表的なものに厳選されている．その結果，疾患の治療薬全体の見取り図が理解しやすくなる．初学者にとっては，細かな薬剤の使い分けというよりも，この大まかな見取り図を手にすることが重要である．その基本を押さえれば，ある薬剤がどのような位置づけにあるのかを，自身の見取り図と比較しつつ，検討し，判断することができるだろう．

　この書籍で示される薬剤リストを基盤として，読者はさらなる臨床経験と，生涯学習を通じ，自身の「自家薬籠中のリスト」を作り上げることが容易になるのではと思う．若手医師だけでなく，すべての医師や医療従事者，特にプライマリ・ケアに関わる医療従事者に対して，本書を生涯学習の出発点として強く推奨したい．

（評者）石丸裕康（関西医科大学香里病院 総合診療科 部長）

プライマリケアと救急を中心とした総合誌

レジデントノート

定価 2,530円(本体 2,300円＋税 10%)
※ 2022年12月号までの価格は定価 2,200円(本体 2,000円＋税 10%)

Back Number

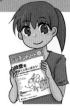

お買い忘れの号はありませんか?

すべての号がお役に立ちます!

2023年7月号 (Vol.25 No.6)

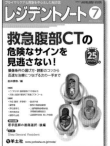

救急腹部CTの
危険なサインを
見逃さない!

撮像条件の選び方・読影のコツから
迅速な治療につなげる次の一手まで

編集／金井信恭

2023年6月号 (Vol.25 No.4)

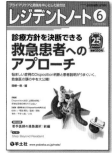

診療方針を
決断できる
救急患者への
アプローチ

悩ましい症例の Disposition 判断と
患者説明がうまくいく、
救急医の頭の中を大公開!

編集／関根一朗

2023年5月号 (Vol.25 No.3)

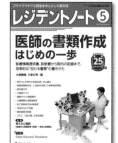

医師の書類作成
はじめの一歩

診療情報提供書、診断書から
院内の記録まで、
効率的な "伝わる書類" の書きかた

編集／大塚勇輝、大塚文男

2023年4月号 (Vol.25 No.1)

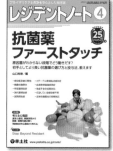

抗菌薬
ファーストタッチ

原因菌がわからない段階で
どう動きだす?
初手としてより良い抗菌薬の
選び方と投与法、教えます

編集／山口裕崇

2023年3月号 (Vol.24 No.18)

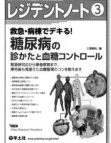

救急・病棟で
デキる!
糖尿病の診かたと
血糖コントロール

緊急時対応から患者教育まで、
帰宅後も見据えた
血糖管理のコツを教えます

編集／三澤美和

2023年2月号 (Vol.24 No.16)

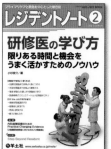

研修医の学び方
限りある時間と
機会をうまく活かす
ためのノウハウ

編集／小杉俊介

2023年1月号 (Vol.24 No.15)

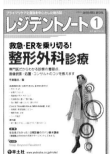

救急・ERを乗り切る！整形外科診療

専門医だからわかる診察の着眼点、
画像読影・処置・コンサルトの
コツを教えます

編集／手島隆志

2022年12月号 (Vol.24 No.13)

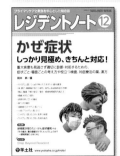

かぜ症状しっかり見極め、きちんと対応！

重大疾患も見逃さず適切に
診断・対処するための、
症状ごと・場面ごとの考え方や
役立つ検査、対症療法の薬、漢方

編集／岡本　耕

2022年11月号 (Vol.24 No.12)

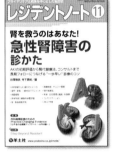

腎を救うのはあなた！急性腎障害の診かた

AKIの初期評価から腎代替療法、
コンサルトまで
長期フォローにつなげる
"一歩早い"診療のコツ

編集／谷澤雅彦，寺下真帆

2022年10月号 (Vol.24 No.10)

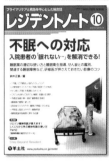

不眠への対応入院患者の「眠れない…」を解消できる！

睡眠薬の適切な使い方と
睡眠衛生指導、せん妄との鑑別、
関連する睡眠障害など、
研修医が押さえておきたい診療のコツ

編集／鈴木正泰

2022年9月号 (Vol.24 No.9)

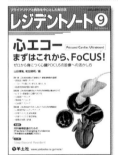

心エコーまずはこれから、FoCUS！

ゼロから身につく心臓POCUSの
診療への活かし方

編集／山田博胤，和田靖明

2022年8月号 (Vol.24 No.7)

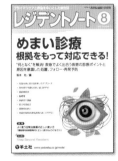

めまい診療根拠をもって対応できる！

"何となく"を解消！ 救急でよく出合う
疾患の診断ポイントと原因を
意識した処置、フォロー・再発予防

編集／坂本　壮

以前の号はレジデントノートHPにてご覧ください ▶ www.yodosha.co.jp/rnote/

バックナンバーのご購入は，今すぐ！

● お近くの書店で：レジデントノート取扱書店
（小社ホームページをご覧ください）

● ホームページから
www.yodosha.co.jp/

● 小社へ直接お申し込み
TEL　03-5282-1211 (営業)
FAX　03-5282-1212

※ 年間定期購読もおすすめです！

レジデントノート 電子版 バックナンバー

現在市販されていない号を含む，
レジデントノート月刊 既刊誌の
創刊号〜2019年度発行号までを，
電子版 (PDF) にて取り揃えております.

・購入後すぐに閲覧可能　・Windows/Macintosh/iOS/Android対応

詳細はレジデントノートHPにてご覧ください

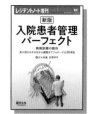
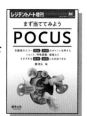
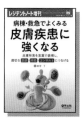
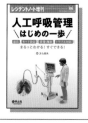
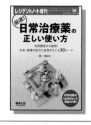
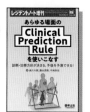
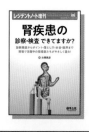

レジデントノート 次号 **9**月号 予告

（Vol.25 No.9）2023 年 9 月 1 日発行

特 集

心エコー　もっと使おう、FoCUS！
〜心臓POCUSの診療への活かし方：実践編〜
（仮題）

編集／山田博胤（徳島大学大学院医歯薬学研究部 地域循環器内科学），
和田靖明（山口大学医学部附属病院 循環器内科・検査部）

心エコーは病態評価や診断に有用であり臨床で欠かせないツールの1つですが、テクニックが必要であり苦手意識をもつ研修医の方も多いのではないでしょうか．
9月号では、重要な点に絞って観察する心エコー手技であるFocused Cardiac Ultrasound（FoCUS）を用いて診断や治療につなげる特集を企画しました．研修医でも実践しやすいFoCUS＋αのテクニックで症候別に重要疾患を見落とさないための観察・評価のポイントをわかりやすくご解説いただき、心エコーの手技向上につながる特集をめざします．

連 載

その他

※タイトルはすべて仮題です．内容，執筆者は変更になることがございます．

◆ 編集部より ◆

　今回の特集は「病棟での栄養療法」です. 語ろうと思えばどこまでも深く語っていただけるようなテーマかと思うのですが, あえて『初期研修医は最低限ここを押さえておくべき』という内容に特化し, コンパクトにご解説いただきました. 投与経路の選択や栄養剤の種類, 病態別対応などで困ったとき, "ひとまずこれだけ！" で乗り切れる (そしてもっと学びたくなったときの素地になる) ような特集をめざしましたので, お楽しみいただけたら幸いです.　　　　　　　(清水)

レジデントノート

Vol. 25 No. 7 2023〔通巻 353号〕
2023年8月1日発行　第25巻　第7号
ISBN978-4-7581-2701-1

定価 2,530円 (本体 2,300円＋税 10%)［送料実費別途］

年間購読料
　定価 30,360円 (本体 27,600円＋税 10%)
　　［通常号 12冊, 送料弊社負担］
　定価 61,380円 (本体 55,800円＋税 10%)
　　［通常号 12冊, 増刊 6冊, 送料弊社負担］
　　※海外からのご購読は送料実費となります
　　※価格は改定される場合があります

© YODOSHA CO., LTD. 2023
　Printed in Japan

発行人　　　一戸裕子
編集人　　　久本容子
副編集人　　遠藤圭介
編集スタッフ　田中桃子, 清水智子, 伊藤 駿 溝井レナ, 松丸匡兵
広告営業・販売　松本崇敬, 中村恭平, 加藤 愛
発行所　　　株式会社 羊 土 社
　　　　　　〒101-0052 東京都千代田区神田小川町2-5-1
　　　　　　TEL 03(5282)1211／FAX 03(5282)1212
　　　　　　E-mail eigyo@yodosha.co.jp
　　　　　　URL www.yodosha.co.jp/
印刷所　　　三報社印刷株式会社
広告申込　　羊土社営業部までお問い合わせ下さい.

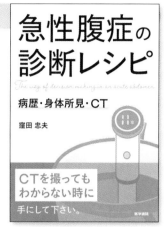

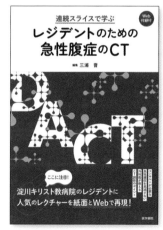

紹介したらこうでした
ジェネラリストのための
血液疾患コンサルトの答え合わせ

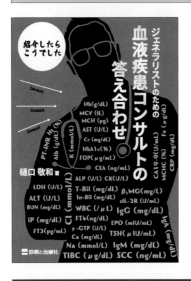

紹介状は語る―．血液内科専門医が紹介状を読んでから
診断へ至るまでの過程を，超リアルな37のコンサルト
事例で解説！
血液疾患は多種多様な症状・症候・所見をきたし，多くは
血液内科以外を受診，診断されますが，では血液内科に紹
介後，患者はどのように診断され，どのような治療経過，
転帰であったのか？非血液専門医，ジェネラリストに必
要な血液疾患全体のオーバービューが得られる1冊．

樋口 敬和　著

■A5判　344頁　定価5,390円（本体4,900円＋税）
ISBN978-4-7878-2602-2

目 次

診断と治療社

〒100-0014　東京都千代田区永田町2-14-2山王グランドビル4F
電話 03（3580）2770　FAX 03（3580）2776
http://www.shindan.co.jp/
E-mail:eigyobu@shindan.co.jp

（23.04）

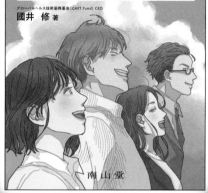
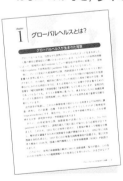

レジデントノート　8月号
掲載広告　INDEX